Louise Brazeau

Quelle Confusion!

Louise Brazeau

Quelle Confusion!

Est-ce la DYSLEXIE ou un trouble d'apprentissage?

Éditions Vie

Imprint

Cover image: www.ingimage.com

Publisher:
Éditions Vie
is a trademark of
International Book Market Service Ltd., member of OmniScriptum Publishing Group
17 Meldrum Street, Beau Bassin 71504, Mauritius

Printed at: see last page
ISBN: 978-613-9-58812-1

QUELLE CONFUSION!

EST-CE LA DYSLEXIE OU UN *TROUBLE D'APPRENTISSAGE?*

Avant-propos

Cette publication est conçu afin de distinguer entre les termes « dyslexie » et « trouble d'apprentissage. » Il ne s'agit pas d'un ouvrage normatif ou exhaustif.

Ce guide donne un aperçu de l'état actuel de la connaissance sur la dyslexie et les troubles d'apprentissage vécus par les enfants et les adolescents qui manifestent des caractéristiques de la dyslexie. Le guide décrit des mesures d'adaptation et de modifications scolaires susceptibles d'aider ces élèves à réussir. Y sont aussi présentées les faiblesses de la structure actuelle du système d'éducation et la formulation d'hypothèses concernant les bénéfices anticipés d'une restructuration des méthodes actuelles de dépistage, d'évaluation et de diagnostic.

NOTE :

Étant autochtone et dyslexique, je ne considère pas la dyslexie comme un manque mais bien plutôt une façon différente d'apprendre, une façon de voir avec la vie avec toutes les possibilités qu'elle peut nous offrir. J'ai eu la chance d'avoir des éducateurs qui m'ont appris le code de la lecture tout en respectant et valorisant mes talents. A cause de leur pédagogie basée sur mon style d'apprentissage, je ne me suis jamais aperçu que j'étais 'dyslexique' ou que j'avais quelque 'trouble' comme c'est le cas malheureusement dans plusieurs institutions. C'est cela que je désire transmettre aujourd'hui.
En tant qu'Autochtone, nous croyons et comprenons qu'il existe de nombreuses façons d'apprendre. Les peuples autochtones apprennent avec tous leurs sens: visuel, kinesthésique, audio et sans oublier avec tout le savoir de leurs ancêtres. Pour nous la dyslexie, est simplement considérée comme une façon différente d'apprentissage et comporte beaucoup de talents visuo-spatial. Dans un cadre éducatif autochtone, l'approche coloniale de l'apprentissage de la lecture et de l'écriture basée uniquement sur la notion de ''troubles'' ne doit donc pas être utilisée. L'enseignement doit aussi valoriser les talents des personnes dyslexiques.

Vous trouverez une bibliographie en fin de document si vous souhaitez obtenir de plus amples renseignements sur cette épineuse question. Je vous en recommande la lecture et accueillerai avec intérêt vos commentaires.

Louise Brazeau

REMERCIEMENTS

Cette publication n'aurait pas vu le jour sans l'appui de ma famille, des élèves de l'Académie Héritage, de mes amis et de mes collègues.

Je remercie tout spécialement une collaboratrice qui souhaite garder l'anonymat. Elle m'a aidée à canaliser mon cheminement de pensée sur la dyslexie, elle a su endiguer mes soudaines vagues d'inspiration et m'a aidée à présenter ce document dans un format accessible à tous.

Louise Brazeau

Table des matières

La dyslexie : pourquoi une telle confusion ?

Selon le National Institute of Mental Health (États-Unis), la dyslexie est le trouble d'apprentissage le plus courant. Elle touche de 80 à 90 % de l'ensemble des personnes démontrant les caractéristiques de troubles d'apprentissage. À l'évidence, la dyslexie a des répercussions considérables dans les salles de classe et dans les foyers. Je reçois fréquemment des demandes d'aide d'éducateurs et de parents. Les exemples de défis et de frustrations que l'on me rapporte sont souvent déchirants.

Mythes courants concernant la dyslexie

- ✓ La dyslexie est rare. (23 % de la population)
- ✓ Les dyslexiques ne réussissent pas dans la vie. (Un grand nombre de dyslexiques ont inventé ou accompli quelque chose d'important pour l'humanité ou la société.)
- ✓ La dyslexie empêchera votre enfant de réussir. (Votre enfant devrait réussir grâce à la dyslexie, et non malgré celle-ci.)
- ✓ Les dyslexiques connaissent des troubles d'apprentissage. (Les personnes qui ont la dyslexie peuvent aussi souffrir de troubles d'apprentissage, mais ces derniers sont généralement le produit de méthodes d'enseignement inefficaces.)
- ✓ La dyslexie est difficile à diagnostiquer. (Le diagnostic est facile lorsqu'on sait ce que l'on cherche.)
- ✓ Les problèmes de lecture disparaissent avec l'âge. (Pas s'ils sont causés par la dyslexie)
- ✓ La répétition d'une classe peut éliminer la dyslexie. (On ne fait qu'utiliser de nouveau la recette même qui a provoqué l'échec de l'élève.)
- ✓ La dyslexie se limite aux personnes qui intervertissent les lettres ou les chiffres. (Seulement 10 % des dyslexiques intervertissent les lettres.)
- ✓ Les parents qui ne font pas la lecture à leurs enfants sont responsables de la dyslexie. (Certains parents de dyslexiques font souvent la lecture à leurs enfants; certains sont écrivains, libraires, traducteurs, etc.)

La dyslexie : pourquoi une telle confusion ?

- ✓ La dyslexie ne peut être diagnostiquée chez un enfant avant la troisième année. (Elle peut et devrait être diagnostiquée dès la maternelle.)
- ✓ Seuls les psychologues peuvent évaluer les personnes ayant la dyslexie. (Seulement s'ils ont été formés à ce type d'évaluation).

Je me suis interrogée sur les raisons de la persistance d'une telle confusion, malgré toutes les recherches effectuées et les réussites enregistrées dans le traitement de la dyslexie. Il y a à mon avis trois points importants qui entrent en ligne de compte:

Tout d'abord, une formation plus poussée est nécessaire pour que les enseignants puissent reconnaître les enfants à risque. Une formation accrue des enseignants aux jeunes enfants permettrait un dépistage plus rapide de la dyslexie chez un plus grand nombre d'élèves. Plus la détection est tôt faite, plus rapidement peuvent être apportées les mesures correctives nécessaires. L'apport de modifications opportunes est important pour le bien-être éducatif et affectif de l'enfant et ce, quels que soient les résultats obtenus. Voici l'exemple d'un adolescent en butte à la dyslexie.

La dyslexie : pourquoi une telle confusion ?

Lorsque j'ai rencontré Catherine, elle avait 15 ans. Elle ne savait pas lire. Ses parents m'ont rendu visite parce qu'ils étaient inquiets. Ils venaient de rencontrer des psychiatres et des psychologues qui pensaient que la difficulté de Catherine en lecture était liée à des problèmes familiaux. Après tout, son père et son grand-père n'aimaient pas lire non plus. Après avoir rencontré cette jeune fille, il m'a semblé évident que ses difficultés provenaient de la dyslexie. Je lui ai trouvé un tuteur. Catherine était si contente. Elle a dit à son enseignant qu'elle avait enfin appris l'alphabet. Cet éducateur n'a trouvé à lui répondre qu' « il fallait être stupide pour ne pas connaître l'alphabet. »

Catherine est entrée en dépression. Elle a abandonné ses études. Au mois de septembre suivant, son ancien enseignant spécialisé l'a appelée pour lui demander de venir s'inscrire à l'école. Catherine lui a fait savoir qu'elle ne pensait pas reprendre ses études. Il lui a répondu que si elle s'inscrivait, elle recevrait une carte d'abonnement d'autobus, et qu'elle pourrait toujours décrocher de nouveau si elle le voulait. (Il avait pour objectif d'atteindre un nombre suffisant d'élèves pour une classe spéciale avant la date limite d'inscription, en septembre.) Catherine a signé le document. Elle ne s'est jamais présentée à l'école, mais elle a reçu en mai un coup de téléphone du même enseignant lui disant qu'il passerait la voir pour lui faire signer son bulletin scolaire. Elle lui a signalé qu'il devait faire erreur, car elle n'avait pas suivi de cours. Il a répondu qu'il le savait, mais qu'il voulait lui faire signer le bulletin pour pouvoir l'inscrire l'année suivante. L'enseignant s'est rendu chez elle en voiture avec un élève. C'est ce dernier qui a fait signer le bulletin à Catherine. Elle m'a appelée, scandalisée, et s'est exclamée : « Je n'ai pas mis les pieds à l'école cette année et c'est le meilleur bulletin de toute ma scolarité! Je n'ai pas une seule note en dessous de 80. » Maintenant, chaque fois que Catherine passe devant son école, elle se sent malade. Elle affirme qu'elle n'aura jamais d'enfants, car elle a trop peur qu'ils aient à subir ce qu'elle a connu.

Si ces enseignants et ces médecins avaient été mieux informés sur « ce qu'ils devaient rechercher », son intérêt pour l'école se serait sans doute développé au lieu de disparaître.

Dépistage et évaluation

Le deuxième enjeu porte sur le remplacement du modèle actuel d'évaluation : les enfants attendent parfois des années avant d'être évalués par un psychologue. Ce processus d'évaluation est illustré ci-dessous.

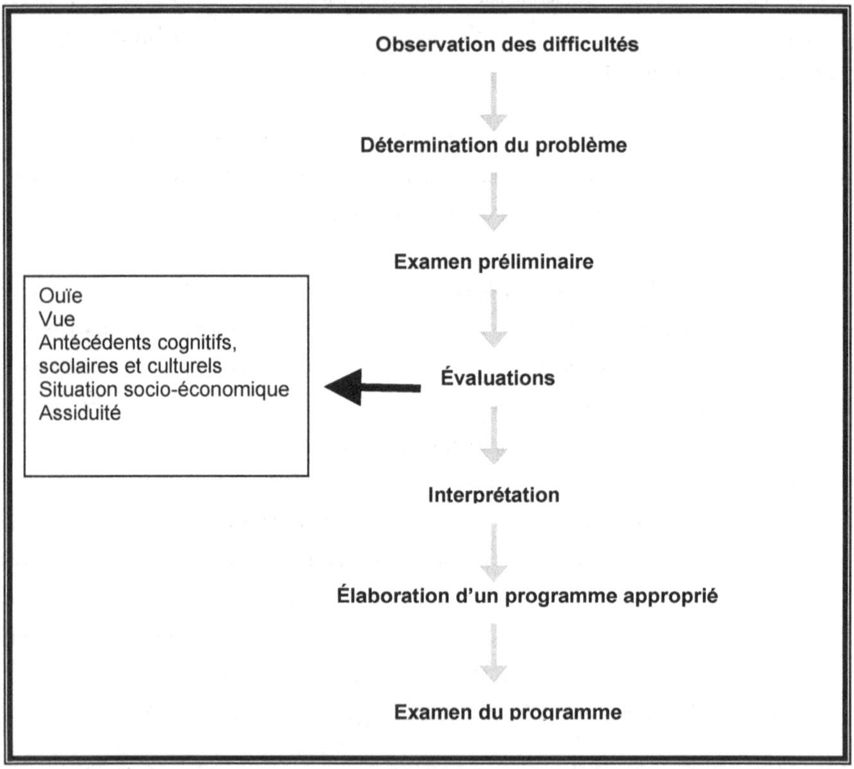

Dépistage et évaluation

Il est important que les évaluations soient réalisées par une personne ayant de l'expérience dans le domaine de la dyslexie laquelle peut ainsi interpréter les résultats correctement. La dyslexie est une difficulté d'apprentissage parmi plusieurs. Il importe d'établir la nature précise de la difficulté d'apprentissage de l'élève pour décider ensuite du soutien et des mesures d'adaptation qui s'imposent. Les écoles ont tendance à associer la dyslexie avec les difficultés ou des troubles d'apprentissage généraux. Il en découle des répercussions graves pour l'enfant ou l'adolescent.

La dyslexie est difficile à définir et à diagnostiquer du fait que les problèmes d'apprentissage sont souvent subtils. Les problèmes de l'enfant dyslexique sont souvent ignorés et ils sont dévastateurs dans tous les domaines du rendement scolaire. En l'absence de diagnostic correct, l'élève ne peut recevoir l'aide nécessaire, l'étiquette générale de « troubles d'apprentissage » lui étant décernée. Un diagnostic erroné des élèves démontrant des caractéristiques de la dyslexie les prive d'un enseignement correctif en temps et au moment voulu. Le dommage subi par ces enfants et adolescents au fil des ans est immense. Le récit suivant illustre à quel point la situation peut être dramatique.

Mon fils Alex va bientôt avoir 12 ans. L'an dernier, il m'a dit qu'il voulait se suicider. Tout a commencé quant Alex était en première année. Au bout de quelques mois, l'enseignante s'est aperçue qu'il ne progressait pas au même rythme que les autres enfants et a demandé à me rencontrer pour discuter de ce qui pouvait être fait pour Alex. Il ne faisait pas de doute pour elle qu'Alex n'apprenait pas autant que les enfants de son âge. Il ne lisait pas (elle n'a pas dit qu'il ne pouvait pas lire, mais bien qu'il ne lisait pas), ne se concentrait pas et était totalement passif en classe. Il ne participait à aucune activité et ses camarades de classe se moquaient constamment de lui en le traitant d'« idiot » et autres noms blessants. À la fin de l'année, l'enseignante a suggéré son passage en deuxième année, alors que son niveau de compréhension ne dépassait pas celui du début de la première année. Elle était convaincue que la répétition de son année serait plus dommageable pour Alex et son estime de lui-même. Elle m'a également suggéré de consulter un spécialiste à l'hôpital. C'était déjà l'été mais j'ai pu obtenir un rendez-vous avec un spécialiste.

Dépistage et évaluation

C'est vers la mi-août qu'Alex et moi-même avons pu le rencontrer. Celui-ci a demandé à Alex de s'asseoir au milieu de la pièce et de dessiner ce qui lui venait à l'esprit tandis que nous discutions. J'ai commencé à décrire devant le spécialiste les problèmes et le comportement d'Alex. Au bout de cinq minutes, le médecin a diagnostiqué qu'Alex souffrait d'un « trouble d'apprentissage/trouble déficitaire de l'attention » (TDA) et qu'il devait être traité à la Ritalin. J'ai refusé, convaincue qu'il souffrait d'autre chose, car il n'était pas un enfant hyperactif. J'étais effrayée : je travaillais depuis 13 ans pour le système de justice pénale et je savais que 98 % de tous les jeunes incarcérés de moins de 25 ans avaient été « soignés » à la Ritaline dans leur enfance pour contrôler leur comportement social, faisant d'eux des êtres hébétés. Je suis tout à fait opposée à l'usage de ce médicament (même si je suis consciente que, dans certains cas, la prescription de la Ritaline est nécessaire). J'estimais que mon fils n'en avait pas besoin et qu'il n'avait pas les symptômes du TDA. La lecture du passage suivant m'a terrifiée :

Extrait de *Ritalin and Chemical Straight-Jacketing* : « Les gens qualifient les médicaments comme la Ritaline de remède miracle pour les problèmes affectifs et comportementaux... À mon avis, leur surutilisation est terrifiante. Lorsque le National Institute of Health m'a demandé de parler des effets de ce médicament au cours d'une conférence, j'ai étudié de nombreux documents à ce sujet et j'ai appris que lorsqu'on l'administre à des animaux, ils cessent de jouer, perdent toute curiosité et tout intérêt envers les autres animaux et ne tentent même plus de s'échapper. La Ritaline est bonne pour les animaux en cage... Elle nous aide à maintenir nos enfants en captivité. Dire qu'élever un enfant prend tout un village est un très beau principe, mais, dans la pratique, nous semblons croire qu'il suffit d'une pilule. [traduction]

En septembre, Alex a débuté en deuxième année. Loin de s'améliorer, sa situation s'est aggravée. Il était persuadé qu'il était idiot, il pensait être un « bon à rien » qui finirait « en prison ». Je ne parvenais pas à le convaincre du contraire. Peu importe ce que je disais ou ce que j'essayais (renforcement positif, colère, etc.), mes efforts finissaient par se retourner contre moi. Alex avait désormais des « problèmes sociaux et de comportement ». Il interrompait constamment la classe et ne respectait pas les règlements. La situation était aussi difficile à la maison, Alex nous rendait la vie pénible à ses frères et à moi.

En juin, il était évident qu'Alex ne passerait pas en troisième. Un matin, on m'a demandé d'assister à une réunion avec l'enseignante, le directeur, la psychologue scolaire et l'orthophoniste. On m'a dit qu'il y avait un petit espoir pour Alex. La commission scolaire avait décidé de nous aider (Alex et moi) en le transférant dans une autre école de la ville qui pratiquait un enseignement adapté aux élèves « de cette sorte ». Nous étions, apparemment chanceux, car seuls 15 élèves y étaient acceptés chaque année, c'était donc un vrai miracle qu'Alex puisse y aller. Cette école merveilleuse avait une classe spéciale pour enfants ayant des troubles d'apprentissage. » J'étais très reconnaissante et attendais avec impatience l'année scolaire à venir.

Le premier jour de la rentrée, je suis allée avec mon fils rencontrer l'enseignante, qui semblait si gentille. J'étais sûre que nous avions enfin trouvé une école où Alex serait heureux. Progressivement, pour une raison que je ne parvenais pas à comprendre, mon fils s'était mis à haïr cette « classe spéciale ». Il demandait chaque matin en pleurant à ne pas y aller. J'ai essayé de l'encourager en lui expliquant qu'il était différent, qu'il avait des besoins spéciaux et que cette école lui donnerait une chance qu'il ne trouverait nulle part ailleurs. Je lui disais qu'il devait essayer de l'aimer et que les choses s'amélioreraient s'il adoptait une attitude positive. J'étais en fait très en colère contre lui; on nous donnait une chance rare et il pouvait enfin réussir malgré son trouble d'apprentissage. (J'en venais même à penser que le spécialiste avait peut-être raison de vouloir lui faire suivre un traitement à la Ritaline). Je trouvais mon fils très ingrat.

Vers la fin du premier semestre, son moral s'était considérablement détérioré. Il parlait de plus en plus de mourir, d'abandonner l'école. Il est allé jusqu'à me dire un soir que même les imbéciles dans sa classe savaient lire et écrire. Il m'a affirmé qu'il était le plus stupide de tous. La « classe spéciale » ne lui apportait rien de bon, Alex se portait très mal face à l'autorité et était très impoli. Il haïssait l'école et il était déprimé et furieux envers le reste du monde. J'ai décidé d'aller voir son enseignante, car j'étais très inquiète de son attitude et je voulais en parler avec elle pour vérifier s'il se comportait de la même façon à l'école. J'ai pris rendez-vous avec elle une après-midi et suis arrivée tôt ce jour-là. Le hasard a voulu qu'Alex soit dans la cour pour le cours de gym. J'ai été surprise de le voir dehors, car il pleuvait un peu. L'une des choses que j'aimais à propos de cette « classe spéciale », c'était le cours de gym tous les jours. Un grand nombre de ces « enfants spéciaux » étaient hyperactifs et c'était pour eux une bonne façon de dépenser l'énergie accumulée. Je suis donc restée dans la cour pendant une bonne quinzaine de minutes avant d'aller rencontrer l'enseignante.

Je pensais avoir ainsi une bonne occasion d'observer ses interactions et son comportement avec ses camarades pendant un cours. Assis sur un banc, Alex regardait quelques enfants jouer au base-ball (sur les 15 enfants, 7 au plus jouaient au base-ball avec l'enseignant), alors que les autres étaient éparpillés dans la cour et jouaient au chat perché ou à d'autres jeux. Je marchais vers Alex, qui ne m'avait pas vue, au moment où j'ai aperçu un groupe d'enfants qui s'amusaient derrière la balançoire et le toboggan. Je me suis assise sur un banc et les ai observés. Je n'en croyais pas mes yeux : un garçon d'environ 12 ans avait attaché une corde à sauter autour du cou d'une petite fille et tirait dessus. Ils jouaient à « promener le chien ». Ce garçon était en train de parler et je me suis rendu compte qu'il ignorait totalement qu'il pouvait faire mal à la petite fille ou, même la tuer. La fille ne criait pas et se contentait de le suivre à quatre pattes, de plus en plus vite, tout en aboyant et en haletant à la façon d'un chien. J'ai observé les autres enfants dans la cour et me suis aussi rendu compte que la plupart d'entre eux étaient déficients mentaux. Même si je ne savais pas exactement de quels troubles ils étaient atteints, j'étais sûre d'une chose : mon fils n'avait pas ce genre de problèmes. Mais, après tout, où pouvait-il donc aller, puisqu'ils s'accordaient à dire qu'il avait un « trouble d'apprentissage » ?

L'année scolaire a pris fin et mon fils a été renvoyé de la « classe spéciale » vers son ancienne école, en classe normale; les responsables de l'école m'ont fait savoir qu'ils ne pouvaient pas s'occuper de ses « problèmes de comportement » et qu'ils n'avaient pas à le faire puisque leur école ne faisait pas partie de mon district.

Dépistage et évaluation

Je me suis rendu aux services de santé communautaires de mon quartier pour m'informer sur ce que je pouvais faire pour mon fils. Ils m'ont suggéré de suivre des cours sur l'art d'être parent et de commencer à voir une travailleuse sociale spécialiste de l'aide à la famille. On m'a dit que les problèmes de comportement d'Alex s'expliquaient par mon manque de compétences parentales et par le fait que j'étais divorcée avec quatre enfants, ce qui m'empêchait de lui consacrer du temps de qualité.

C'était leur domaine, les ai donc crus quand ils m'ont dit que j'étais la cause du problème. J'ai compris que si je collaborais de tout mon cœur avec les travailleurs sociaux et si je suivais des cours, Alex n'aurait plus de problèmes, car j'aurais appris à m'occuper de ses problèmes de comportement et les difficultés scolaires se résoudraient d'elles-mêmes. Je suis donc allée chaque semaine voir une travailleuse sociale avec ma famille et j'ai suivi pendant 12 semaines un cours hebdomadaire sur l'« art d'être parent ». En septembre, je me suis rendue chez les spécialistes (les mêmes que j'avais rencontrés l'année précédente). Ils ont conclu qu'Alex était toujours au niveau de la première année. (Pour la première fois, l'enseignante spécialisée m'a indiqué qu'Alex était peut-être dyslexique, mais qu'elle ne pouvait pas l'évaluer dans ce domaine, car elle n'avait pas la formation pour le faire.)

Il a été convenu qu'Alex était désormais leur problème, puisqu'il devait selon la loi être inscrit à une école de notre district. Face au choix difficile de son placement au niveau scolaire approprié dans une classe ordinaire, ils ont tenu compte de son âge (11 ans) et de tous les autres facteurs et l'ont placé directement en quatrième (alors même qu'il avait échoué trois fois en deuxième année et qu'il n'avait jamais été en troisième – cela était selon eux préférable pour son estime de lui-même et de son ego).

C'est à cette période qu'Alex a décidé de se suicider. L'école et les pouvoirs publics locaux sont intervenus et ont menacé de me retirer la garde de mon enfant. J'ai appelé la travailleuse sociale, je devenais folle, peu importe ce que j'essayais, les choses ne s'amélioraient pas du tout. J'avais suivi les cours et collaboré avec les représentants de l'aide à l'enfance et avec une travailleuse sociale des services de santé communautaire. J'ai suivi leurs conseils et j'ai fait tout ce qu'ils m'ont demandé, alors même que mes enfants me disaient en pleurant qu'ils ne voulaient plus aller les voir, qu'ils ne voulaient plus rien savoir d'eux, car leurs interventions n'apportaient rien de bon. Mais, je pensais que c'était la seule solution.

La travailleuse sociale voulait que je fasse admettre Alex dans un établissement psychiatrique, en affirmant que si je ne le faisais pas, elle s'en chargerait. Elle l'a rencontré et a conclu qu'il souffrait d'une dépression grave; elle allait prendre des dispositions pour le garder en observation pendant trois semaines. Malgré mon inquiétude, j'ai accepté pour sauver la vie de mon fils. Alex était dans tous ses états et promettait de s'enfuir si j'acceptais de le faire interner dans cet hôpital.

Au milieu de cette crise, je suis tombée sur une brochure de l'Académie Héritage qu'une élève de ma mère lui avait donnée après avoir entendu parler des problèmes d'Alex. Elle avait reconnu des points communs avec son propre comportement lorsqu'elle était enfant; à l'âge adulte, elle avait été diagnostiquée « dyslexique », et se rappelait trop bien ce qu'elle avait dû subir dans son enfance. Elle a expliqué à ma mère que son fils était aussi dyslexique et qu'il était inscrit à l'Académie Héritage. J'ai appelé l'Académie de but en blanc et j'ai parlé à la directrice. Je ne me rappelle plus trop ce que je lui ai dit, je lui ai tout raconté d'un trait, sans même savoir pourquoi j'appelais à ce stade, alors même que mon fils était sur le point d'être interné dans un établissement psychiatrique à la fin de la semaine. Elle m'a interrompue très calmement et a demandé à nous voir le soir même. Elle ne pouvait pas nous dire s'il était dyslexique avant de l'avoir évalué en bonne et due forme. Elle a demandé à Alex pourquoi il était si déprimé à l'école. Voici ce qu'il lui a répondu :

- Mon institutrice m'appelait « Pillsbury » parce que j'avais beaucoup grossi. (Alex a grossi en raison de sa dépression)
- La travailleuse sociale m'a répété maintes et maintes fois que j'étais trop gros.
- Les spécialistes m'ont emmené dans une pièce et m'ont dit que je devais leur dire la vérité sur toutes les méchancetés que je subissais de mes parents. C'était d'après eux la seule façon de me sentir mieux.

Dépistage et évaluation

- Je devais souvent rester en classe pendant la récréation, car je n'avais pas fini mon travail. Bien sûr, je ne pouvais pas le terminer parce que je ne lisais et n'écrivais pas suffisamment bien.
- Lorsque l'institutrice m'a dit que je n'arriverais à rien parce que je ne travaillais pas, je lui ai dit que je décrocherais. Elle m'a répondu que si je faisais cela, le service de protection de l'enfance me séparerait de mes parents avec mes trois frères et nous placerait dans une famille d'accueil. C'était à moi de décider.

La directrice de l'Académie a observé mon fils attentivement et lui a demandé ce qu'il voulait être lorsqu'il serait grand. Il lui a répondu qu'avant, il voulait être pédiatre, mais qu'il savait que cela serait impossible puisqu'il ne savait pas lire. Elle lui a dit qu'elle pouvait lui enseigner à lire et à écrire et qu'il pouvait aller à l'école pour dyslexiques, mais à une condition : il devait croire qu'il pourrait un jour devenir le pédiatre qu'il rêvait être. S'il gardait cet espoir, elle pourrait l'aider.

Alex a passé des tests qui ont clairement démontré qu'il était non seulement dyslexique et intelligent, mais qu'il n'avait pas de trouble d'apprentissage. Dès les premiers jours à l'Académie Héritage, il a retrouvé le sourire, il était content et obtenait de très bons résultats.

Il va sans dire que la travailleuse sociale ne voulait pas croire en ce changement subit d'Alex. Elle voulait toujours le faire hospitaliser. Elle l'a rencontré à la maison ainsi qu'à sa nouvelle école et a constaté elle-même sa transformation.

Cela fait maintenant près d'un an qu'Alex est entré à l'Académie Héritage et mon fils est désormais un jeune rempli de fierté, qui lit en français et en anglais et qui a commencé à apprendre l'espagnol.

La dyslexie étant héréditaire, j'ai découvert que mon autre fils, Sebastian, était aussi dyslexique. Son histoire est semblable à celle d'Alex, sans les problèmes de comportement, du moins jusqu'il y a quelques mois. Pour des raisons financières, j'ai dû le laisser dans une classe ordinaire. J'ai rencontré à plusieurs occasions les enseignants de l'école, qui m'ont assurée qu'il recevait suffisamment d'aide des personnes-ressources à l'école. Ils m'ont aussi fait savoir qu'ils allégeraient son programme d'études pour qu'il puisse progresser au même rythme que ses camarades car, ils ne font plus redoubler les enfants. Je me suis toutefois rendu compte qu'il ne bénéficiait pas de l'aide nécessaire et qu'il commençait à suivre la même voie que son frère aîné : « Je suis idiot, je ne sais pas écrire », « je déteste l'école », etc.

J'avais beaucoup de mal à accepter que seul un de mes fils ait la possibilité de réussir à l'école, compte tenu du fait que toutes les chances étaient au départ contre lui, et que je devais choisir celui des deux qui nécessitait l'Académie le plus. J'ai fini par demander à ma famille de m'aider financièrement et mes deux fils sont maintenant inscrits à la même école, où ils font des progrès stupéfiants.

Je remercie tous les jours Dieu d'avoir placé cette directrice sur notre chemin. Je suis de plus reconnaissante et ébahie de sa force et de sa foi pour faire reconnaître la « dyslexie » pour ce qu'elle est vraiment. En écrivant ce récit, j'ai revécu tous ces événements; et tout cela me semble maintenant si lointain et presque irréel. Parents, je vous en supplie : pour l'amour de votre enfant, trouvez le genre de trouble d'apprentissage qu'il ou elle a. Si votre enfant n'a que de la dyslexie, ne laissez personne dire qu'il ou elle a, généralement, des « troubles d'apprentissage. » Veillez à ce qu'il ou elle reçoive un enseignement pertinent et approprié. Peut-être un jour votre enfant sera-t-il le ou la *pédiatre renommé(e)* qu'il/elle souhaite devenir. »

Auteure : la mère d'Alex et de Sebastian

Dépistage et évaluation

Graphique 1

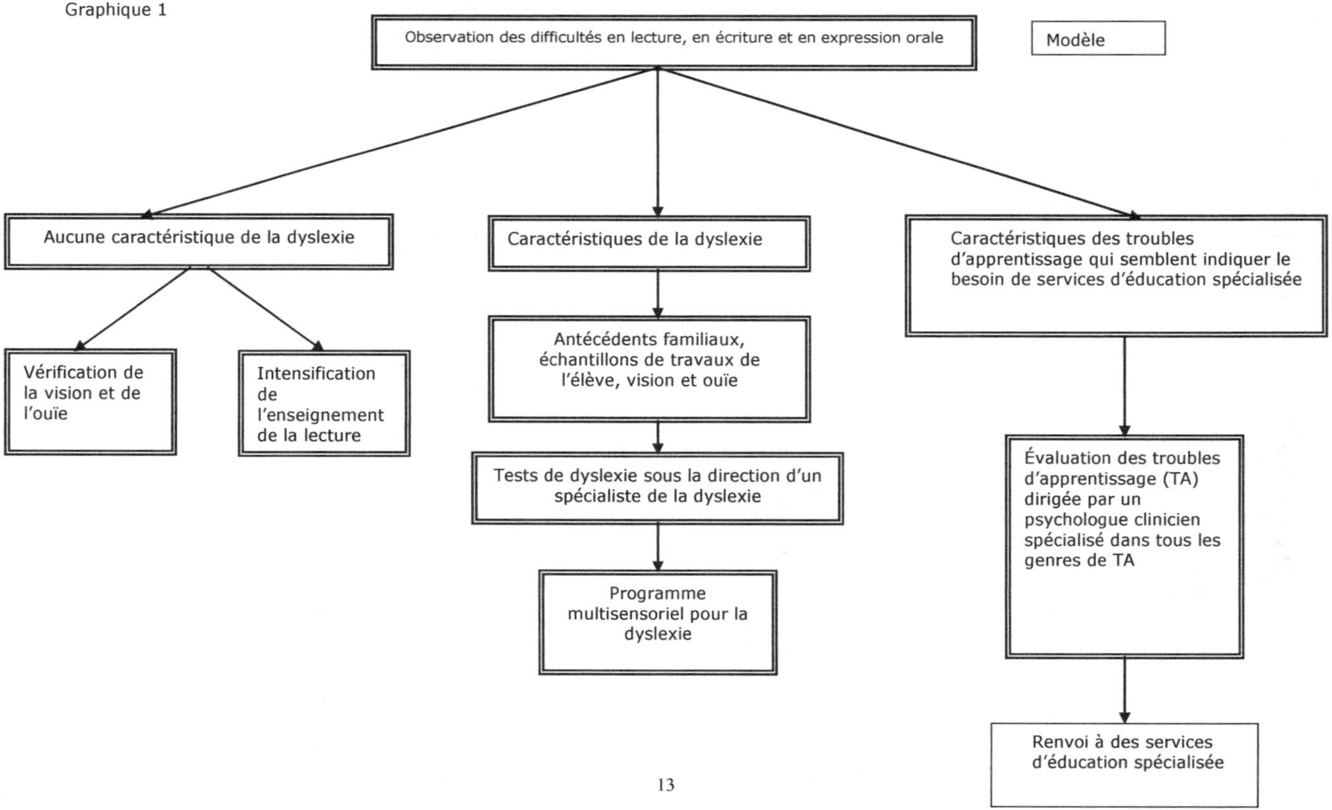

Dépistage et évaluation

Un nouveau modèle de dépistage et d'évaluation des troubles d'apprentissage (TA), semblable au modèle des États-Unis illustré dans le graphique 1, orienterait plus tôt des élèves comme Alex et Sebastian vers des adaptations ou des traitements pertinents. S'appuyant sur ce modèle, les enseignants à la maternelle seraient formés à la reconnaissance des symptômes de la dyslexie, et à l'orientation de leurs collègues et des mesures d'adaptation immédiatement applicables à des stratégies d'enseignement. Des études récentes consacrées aux stratégies d'enseignement et d'apprentissage sont maintenant axées sur l'importance de tenir compte des capacités diverses existant dans un groupe d'élèves. Cela est indispensable pour les élèves démontrant les caractéristiques de la dyslexie. Nous savons que les méthodes traditionnelles *ne fonctionnent pas* pour cette catégorie d'élèves ! Chaque classe comprend des enfants aux compétences, aux aptitudes et aux styles d'apprentissage très variés. Le défi que doivent relever les enseignants d'aujourd'hui consiste à adapter les programmes d'études à ces élèves et non pas l'inverse, en essayant de les modeler aux programmes d'études.

Dans chaque classe ou presque, on trouve des enfants qui ont du mal à apprendre et que l'on décrit comme éprouvant des troubles d'apprentissage. Il existe tout un éventail d'explications possibles pour expliquer les résultats insuffisants obtenus par ces élèves dans les tests de rendement. Depuis les années 1960, des recherches ont été effectuées pour définir les différents types de troubles d'apprentissage comme la dyslexie, les troubles non verbaux et les difficultés linguistiques graves. Les études dans ce domaine ont facilité l'élaboration d'une gamme de stratégies d'enseignement normatives et d'une perspective plus positive sur les troubles comme la dyslexie. On sait désormais que les enfants démontrant les caractéristiques de la dyslexie possèdent la capacité d'apprendre lorsque les programmes pédagogiques et les techniques d'enseignement sont adaptés à leurs besoins.

Dépistage et évaluation

Pour cela, les enseignants doivent connaître les atouts, les faiblesses et le style d'apprentissage préféré de chaque élève. Dans le cas d'élèves confrontés à des difficultés, le dépistage est indispensable, notamment pour répondre efficacement aux besoins de l'enfant en classe. Le processus de dépistage comprend généralement les activités suivantes :

- ***Étude des travaux écrits de l'élève***
- ***Tests de dépistage dans les domaines de la vision et de l'ouïe***
- ***Étude des antécédents familiaux***
- ***Épreuve d'écriture informelle*** - Cette activité permet de recueillir des renseignements sur les caractéristiques et l'aisance d'un sujet en écriture, ainsi que sur son usage des mots et ses aptitudes d'épellation.
- ***Test d'inversion gauche-droite de Jordan*** - Ce test mesure la capacité à distinguer l'orientation des lettres, des chiffres et des mots.
- ***Test de dyslexie de Bangor*** – Ce test révèle l'existence de difficultés généralement constatées chez les personnes ayant la dyslexie. Ces difficultés sont notamment la répétition de mots comptant plusieurs syllabes, l'ordre des mois (de janvier à décembre et vice-versa), l'inversion des chiffres et la confusion entre les lettres b et d et entre la gauche et la droite (parties du corps).
- ***Test de la sensibilité à la lumière*** – Ce test révèle si le sujet a une sensibilité particulière à la lumière (couramment appelée syndrome de la sensibilité scotopique), qui ralentit la lecture.
- ***Un des tests de dyslexie suivants :***
  - ***TDEM – Test de dépistage pour les élèves de la maternelle*** – *Ce test détecte les élèves à risque pour ce qui a trait à la dyslexie.*
  - ***TDD - Test de dyslexie (de la 2e à 12e année)*** – *Ce test permet de différencier les élèves qui ont des caractéristiques de la dyslexie de ceux qui ont des difficultés d'origine différente, en lecture, en écriture et en épellation..*

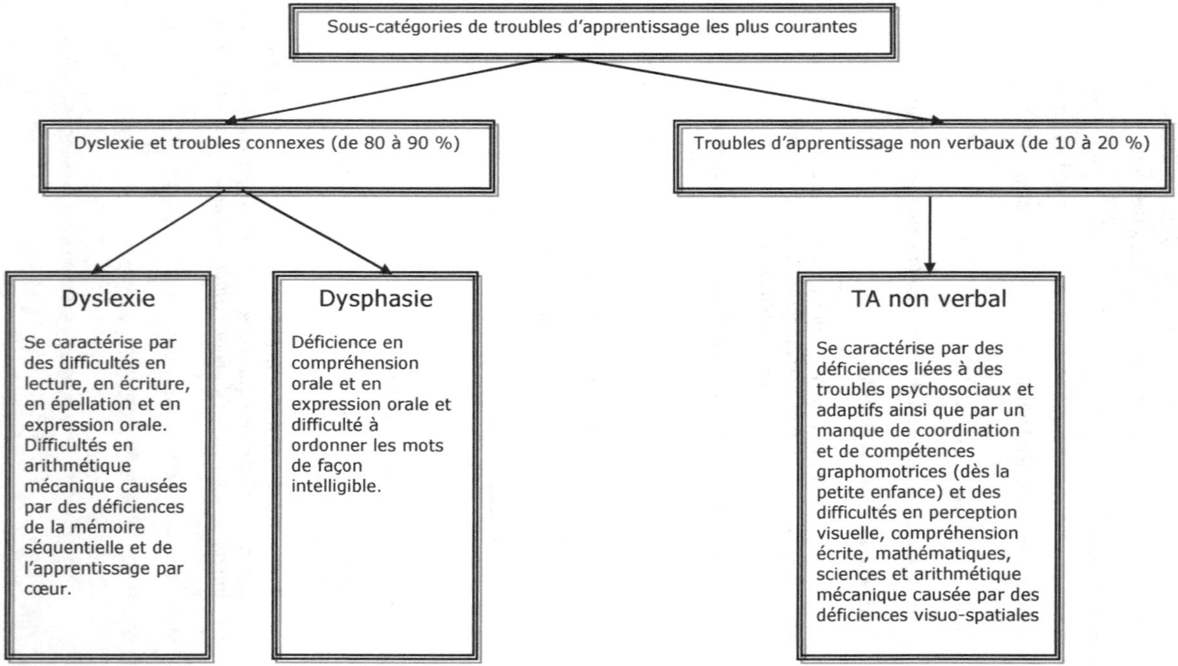
Sous-catégories de troubles d'apprentissage les plus courantes
Dyslexie et troubles connexes (de 80 à 90 %)
Troubles d'apprentissage non verbaux (de 10 à 20 %)
Dyslexie
Se caractérise par des difficultés en lecture, en écriture, en épellation et en expression orale. Difficultés en arithmétique mécanique causées par des déficiences de la mémoire séquentielle et de l'apprentissage par cœur.
Dysphasie
Déficience en compréhension orale et en expression orale et difficulté à ordonner les mots de façon intelligible.
TA non verbal
Se caractérise par des déficiences liées à des troubles psychosociaux et adaptifs ainsi que par un manque de coordination et de compétences graphomotrices (dès la petite enfance) et des difficultés en perception visuelle, compréhension écrite, mathématiques, sciences et arithmétique mécanique causée par des déficiences visuo-spatiales

Dépistage et évaluation

Sous-catégories des troubles d'apprentissage les plus courantes

Dyslexie et troubles connexes
(déficiences au niveau de l'hémisphère gauche)

Faiblesses scolaires :

- ✓ Faible niveau de lecture
- ✓ Difficulté à apprendre par cœur
- ✓ Difficulté en épellation
- ✓ Difficulté à apprendre les tables de multiplication
- ✓ Problèmes possibles pour tracer des colonnes droites en cas de sensibilité à la lumière
- ✓ Difficulté en calligraphie liées à la mémoire motrice
- ✓ Faibles compétences phonétiques (prononciation des mots).
- ✓ Vocabulaire insuffisant

Atouts scolaires :

- ✓ Bonne compréhension écrite
- ✓ Bon raisonnement mathématique
- ✓ Bonnes compétences mathématiques de niveau plus élevé reposant sur les aptitudes spatiales
- ✓ Perspective globale
- ✓ Bonne perception spatiale
- ✓ Sait lire entre les lignes

Physiques – sociales :

- ✓ Peut avoir de bonnes aptitudes physiques ou être maladroit en raison d'une mémoire motrice insuffisante
- ✓ la dyslexie ne nuit généralement pas aux « aptitudes sociales »
- ✓

Troubles d'apprentissage non verbaux
(déficiences au niveau de l'hémisphère droit)

Faiblesses scolaires :

- ✓ Faible compréhension écrite
- ✓ Faible raisonnement mathématique
- ✓ Difficulté avec les compétences mathématiques de niveau plus élevé reposant sur les aptitudes spatiales
- ✓ Difficulté à tracer des colonnes droites en raison de déficiences de la perception visuelle
- ✓ Difficulté en calligraphie dans les premières années scolaires en raison de retards au niveau de la motricité fine et de faibles compétences spatio-visuelles

Atouts scolaires :

- ✓ Lecteur précoce ou bon lecteur après la troisième année
- ✓ Excellent apprentissage par cœur (d'une exactitude équivalente à celle d'un magnétophone)
- ✓ Bon niveau en épellation
- ✓ Bonnes compétences phonétiques (prononciation des mots).
- ✓ Excellent vocabulaire

Physiques – sociales :

- ✓ Maladresse physique
- ✓ Aptitudes sociales insuffisantes
- ✓ Difficulté à s'adapter aux situations nouvelles
- ✓ Excellente attention aux détails mais manque de perspective globale
- ✓ Perception spatiale insuffisante
- ✓ Incapacité à faire preuve d'intuition ou à lire entre les lignes
- ✓ A souvent des problèmes à se faire des amis ou à les conserver
- ✓ Tendance à une expression orale du style « cocktail party »

Dépistage et évaluation

*Le **Test de la dyslexie (TDD)*** porte sur les trois types de dyslexie de base et sur les sept combinaisons possibles de ces trois catégories. Il est utilisé pour évaluer les aspects particuliers des difficultés linguistiques liées à la lecture, à l'écriture et à l'épellation. Le test se divise en trois parties : la première est consacrée à la recherché d'inversions écrites de lettres et de chiffres; la deuxième partie évalue le mode de décodage des mots (eidétique ou phonétique); la troisième consiste en une évaluation du mode d'encodage (eidétique ou phonétique).

Voici quelques exemples de ces **trois** types de dyslexie de base :

Dysnemkinésie (motrice) – Capacité insuffisante à se rappeler les mouvements nécessaires à l'écriture.

Par exemple : L'élève fait des inversions.
L'élève écrit **b** au lieu de **d**.

Dysphonésie (auditive) – Capacité insuffisante à lire à haute voix, à déchiffrer les syllabes, à prononcer et à séparer les sons composant les mots que l'élève ne connaît pas bien.

Par exemple : L'élève lit **maison** au lieu de **maçon**.
L'élève écrit **aminal** au lieu d'**animal.**

Dyseidésie (visuelle) – Capacité insuffisante à reconnaître des mots entiers à vue et à associer ces mots à leur son entier.

Par exemple : L'élève lit **belle** au lieu de **bille.**
L'élève écrit **acé** au lieu de **assez.**

On peut obtenir les tests d'évaluation de la dyslexie susmentionnés auprès du Centre canadien de la dyslexie.

IMPORTANT : Un sujet ayant un *trouble d'apprentissage non verbal* ou un problème d'*acuité visuelle* **ne montrera généralement aucune** caractéristique de la dyslexie dans le TDD.

Dépistage et évaluation

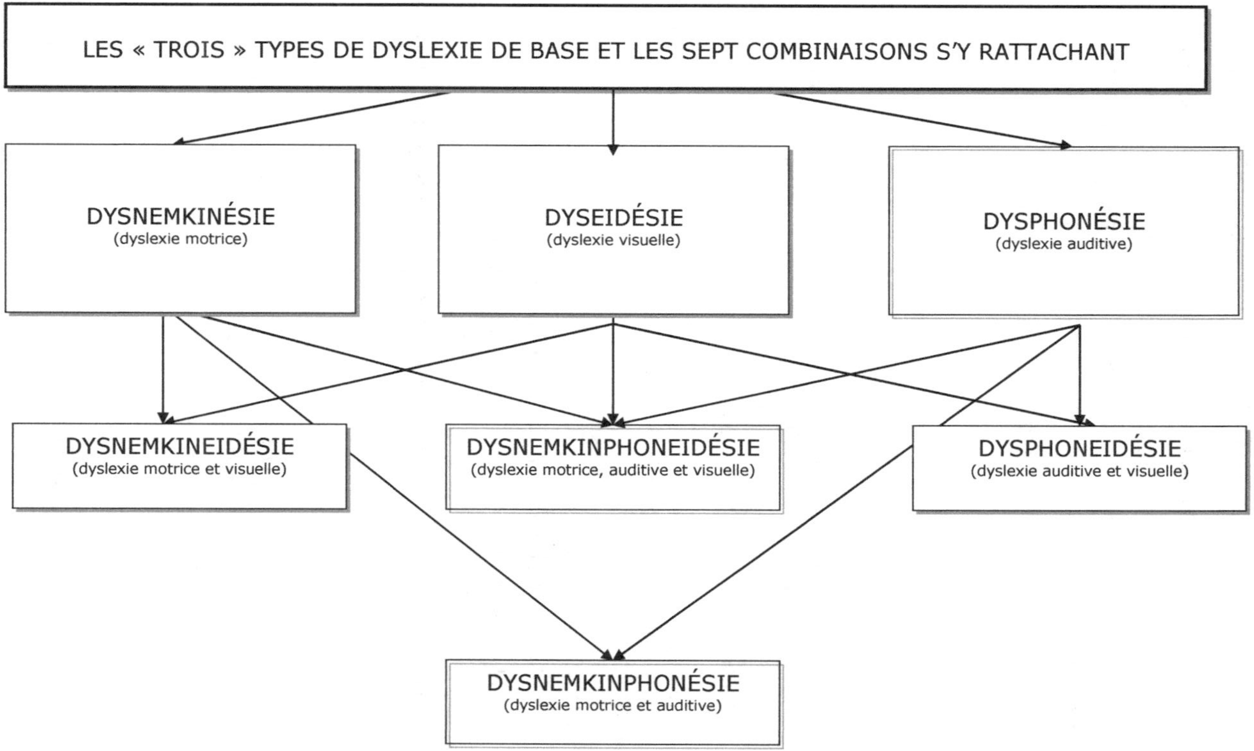

Dépistage et évaluation

Si les problèmes de l'enfant persistent, une observation plus poussée est alors nécessaire. D'autres difficultés existantes aggravent parfois le problème. En effet, certains élèves pourraient, en plus de leur dyslexie, connaître d'autres problèmes qui les empêcheraient de réussir dans une classe ordinaire. Une « éducation spéciale », c'est-à-dire un programme d'études plus spécialisé adapté à leurs problèmes particuliers de dyslexie serait être une solution.

Définition de la dyslexie (adoptée par l'Association canadienne de la dyslexie)

« La dyslexie s'explique par une organisation cérébrale différente, qui peut entraver la lecture, l'écriture, l'épellation et l'expression orale, et ce, en dépit d'une intelligence moyenne ou supérieure, d'un enseignement traditionnel de la lecture et de conditions socio-culturelles (socioculturelles) adéquates. La condition biologique de la dyslexie est héréditaire. »[1]

Définition des troubles d'apprentissage

Il existe de nombreuses définitions des troubles d'apprentissage (TA). Je préfère, du fait de sa clarté et de sa précision, celle du Dr. Byron P. Rourke, une autorité mondiale dans le domaine des troubles d'apprentissage.

Le Dr. Rourke définit les troubles d'apprentissage selon deux grandes catégories :

1. les troubles du traitement phonologique de base (TTPB)
2. les troubles d'apprentissage non verbaux (TANV)

Voici les caractéristiques de la catégorie des **TTPB**, auxquelles appartiennent la *dyslexie et les troubles connexes* :

- mémoire auditive insuffisante
- difficultés à lire des mots séparés
- difficultés en épellation
- faible arithmétique mécanique
- ne s'accompagne pas nécessairement de déficiences psychosociales

[1] *La dyslexie, ça nous concerne!* Brazeau-Ward, Louise, (1994).

Dépistage et évaluation

Voici les caractéristiques de la catégorie des **TANV**

- bonne mémoire auditive
- bonne lecture de mots séparés
- bonnes aptitudes en épellation
- bonnes aptitudes en arithmétique mécanique par rapport aux compétences en raisonnement mathématique
- facultés psychosociales normales ou légèrement déficientes chez les enfants de moins de quatre ans
- psychopathologie se caractérisant par le repli sur soi, l'anxiété, la dépression, des comportements atypiques et des aptitudes sociales déficientes chez les enfants plus âgés et au début de l'adolescence

Pour une description plus complète des TANV et des TTPB, consulter les travaux de Rourke (1989)[2].

Comme vous pouvez le constater, les deux grandes catégories de TA sont très différentes, voire opposées. Ce qui représente un atout dans une catégorie est un problème dans l'autre, et vice-versa. Le terme « trouble d'apprentissage » peut être utilisé pour établir des politiques et pour défendre la cause des millions de personnes ayant des TA. Toutefois, si nous voulons réellement aider quelqu'un ayant un trouble d'apprentissage, nous devons savoir de quel trouble il s'agit. Les mesures d'adaptation pédagogique nécessaires en cas de difficultés en mathématiques liées à la dyslexie sont très différentes de celles applicables aux difficultés en mathématiques imputables à un trouble d'apprentissage non verbal.

Les psychologues ne devraient être autorisés à rapporter le problème d'une personne comme étant un « trouble d'apprentissage » que s'ils **précisaient de quel type** de trouble il s'agit. Après tout, un dermatologue ne diagnostiquerait pas dans un rapport médical « problème de peau »; il préciserait davantage la nature du problème constaté, car il pourrait s'agir d'une simple irritation de la peau ou d'une maladie plus grave.

2 C:\WINDOWS\Desktop\Byron Rourke.htm

Dépistage et évaluation

> « Conclure qu'un élève est atteint de troubles d'apprentissage (TA) est devenu relativement commode et peu risqué, comme le prouve le nombre actuel élevé d'élèves ayant un TA. Une partie importante de ces élèves se caractérisent par un rendement médiocre, mais ils ne sont pas des sous-performants, comme cela avait été initialement anticipé. » ... « Les TA sont considérés par certains comme un "dépotoir" et les chiffres actuels, qui ne se justifient aucunement, semblent corroborer ce point de vue. Le diagnostic fréquent des TA est de moins en moins bien défini et ainsi la notion de TA se caractérise par son manque de précision. Dans la plupart des cas, on peut douter de la validité du diagnostic des TA compte tenu de la difficulté à répondre à la question : qu'est-ce qu'un TA ? »[3].

Les étudiants présentant des caractéristiques de la dyslexie n'ont pas nécessairement de trouble d'apprentissage global. Il n'existe malheureusement aucune « loi sur la dyslexie » applicable dans les écoles, au Canada. Le terme TA est utilisé sans discernement, pour toutes sortes de problèmes.

Certains états américains, comme la Louisiane ou le Texas, ont adopté une « loi sur la dyslexie. » Les élèves à risque en ce qui concerne la dyslexie bénéficient d'un enseignement multi sensoriel dispensé dans une classe ordinaire. En revanche, les élèves ayant la dyslexie ET un trouble d'apprentissage reçoivent des services d'éducation spécialisée.[4]

En janvier 2003, un groupe de travail a suggéré un modèle d'intervention à trois niveaux.

Premier niveau : l'enseignant de la classe ordinaire tente des interventions spéciales.

Deuxième niveau : l'enseignant de la classe ordinaire, l'éducateur spécialisé et le personnel chargé des autres services connexes interviennent.

Troisième niveau : l'élève est admissible à des services d'éducation spécialisée. L'examinateur qualifié prépare un programme d'enseignement personnalisé de l'élève (PIP).[5]

---

[3] http://www.ldonline.org/ld_indepth/legal_legislative/politics.html
[4] Source : Loi sur l'éducation du Texas (*Dyslexia Handbook*)
[5] A New Era: Revitalizing Special Education for Children and Their Families

Dépistage et évaluation

Après avoir entendu le témoignage de plus d'une centaine d'experts, une commission aux États-Unis a publié un rapport offrant les constatations suivantes :

- Trop d'élèves qui reçoivent des services d'éducation spécialisée ne terminent pas leurs études secondaires et ne réalisent pas avec succès leur plan de transition.
- Les méthodes actuelles de détection des troubles d'apprentissage devraient être modifiées de façon à ne plus exiger de tests de connaissances et de discordance. Ce changement signifierait que l'on n'utiliserait plus de tests du Q.I. au cours du processus d'évaluation, à moins de doute quant aux capacités intellectuelles du sujet.
- La Commission a suggéré l'usage de processus d'évaluation axés sur la réponse à l'intervention et sur la surveillance des progrès.

Lorsqu'un enfant a des difficultés en lecture et en épellation, certaines institutions exigent qu'une évaluation soit effectuée par un « psychologue clinicien. » L'élève doit parfois attendre cette évaluation pendant des années. Si le diagnostic identifie un trouble d'apprentissage, l'intervention recommandée est trop souvent le placement dans une « classe spéciale » pour élèves ayant des troubles d'apprentissage.

Selon une enquête récente menée en Ontario, « un élève de la classe maternelle sur quatre » manque d'aptitudes nécessaires pour réussir à l'école.

Un test d'alphabétisation est obligatoire pour tous les élèves des troisième et sixième années, afin d'identifier les élèves à risque en lecture, et d'assurer la mise en œuvre d'un enseignement correctif opportun. Certains parents préfèrent que leur enfant reste à la maison pendant le test pour lui éviter l'embarras et le stress associés à ce processus. Ils ne savent pas que cette décision entrave le processus de dépistage et la mise en œuvre d'un enseignement correctif opportun. Par ailleurs, ce processus ne comprenant aucun test particulier pour la dyslexie, il est donc possible qu'en bout de compte, la seule différence soit le rythme d'apprentissage, et non les méthodes employées. Certains élèves pourraient se voir imposer une méthode convenant davantage à un trouble d'apprentissage autre que le leur. Pour l'enfant dyslexique, ces modifications seront sans effet.

Le titre suivant figurait à la une du quotidien *Ottawa Citizen*, le 21 février 2003 : « Deuxième chance pour les analphabètes; l'Ontario offrira des cours de rattrapage à 60 000 élèves qui risqueraient sans cela de ne pas obtenir leur diplôme. »

Comment se fait-il que l'on n'ait pas aidé ces élèves lorsqu'ils étaient en troisième année ? En vingt minutes, tout enseignant connaissant les méthodes de dépistage de la dyslexie pourrait avoir détecté ces élèves à risque en lecture.

On peut imaginer que si le mot « dyslexie » était admis à l'école, et si les psychologues scolaires étaient formés à la détection de la dyslexie, et que les universités donnaient des cours sur la dyslexie et les troubles connexes, peut-être (et je dis bien « peut-être ») verrait-on dans huit ans les titres suivants : « La *Loi sur la dyslexie* adoptée par le ministère de l'Éducation il y a huit ans a porté ses fruits. Le taux d'échec au test obligatoire d'alphabétisation de dixième année a baissé de 80 %. Cette réussite est attribuée au diagnostic précoce et à l'enseignement correctif pertinent des élèves manifestant des caractéristiques de la dyslexie. »

En fin de compte, personne ne profite de l'adoption de modifications inefficaces. L'expression « ayant un trouble d'apprentissage » (*learning disabled*) a été inventée en 1962 aux États-Unis pour permettre aux enfants de bénéficier d'un enseignement spécialisé. Les parents ont toléré cette nouvelle désignation, qu'ils jugent préférable aux termes « lent » ou « anormal ». Malheureusement, cette expression est vite devenue un fourre-tout. Ce qualificatif ne sert pas à grand-chose et pourrait même nuire à l'enfant. Les élèves placés dans un programme d'éducation spécialisée ne nécessitent pas de programme distinct plus lent : ils ont plutôt besoin que l'information leur soit présentée de manière différente. Un enfant manifestant les caractéristiques de la dyslexie peut s'épanouir quel que soit le cadre d'éducation, à condition qu'il bénéficie de démarches d'enseignement modernes et d'un tutorat adapté. L'éducation spécialisée doit être davantage approfondie et spécialisée. Voici un exemple de la frustration et de la colère vécues par un jeune garçon placé dans un contexte scolaire inadéquat.

> « Lisez le témoignage suivant et tirez-en les leçons pertinentes si vous vous souciez de vos enfants. Je vais vous raconter le cauchemar que j'ai vécu : l'anéantissement de mon intérêt pour l'école par mes parents et mes enseignants.
>
> Je tiens tout d'abord à vous dire que je n'étais pas un très bon élève. J'obtenais des notes moyennes, en général des C et des B et, de temps en temps, un A ou un D. Les D étaient quand même plutôt rares. J'adorais l'école. Je travaillais fort et faisais de mon mieux. Sincèrement, au début de ma cinquième année, les personnes sur lesquelles je me fiais le plus au monde étaient mes parents et mes enseignants. Malgré mes notes moyennes, j'avais l'impression de beaucoup apprendre et je trouvais cela fascinant. Mes notes dans les tests standardisés comme le CAT et le CTBS étaient toujours dans la fourchette de 40 à 60 %. Mon rendement était tout ce qu'il y avait de moyen, mais j'étais heureux et j'adorais l'école.
>
> Un jour, pour une raison que je ne parviens toujours pas à comprendre, une enseignante indiscrète, bien-pensante et perfectionniste a décidé de se mêler de ce qui ne la regardait pas. Elle a forcé mes parents à accepter que me soit donnée une évaluation relative à l'éducation spécialisée. POURQUOI DIABLE M'A-T-ELLE FAIT ÇA?
>
> Mes parents ont signé l'évaluation sans poser de questions. Quelques jours plus tard, on m'a donc appelé hors de la classe pour me faire passer un test. Sachez que je n'avais que dix ans. Aucun autre élève ne devait passer ce test. On m'a emmené le long du couloir, puis par un passage couvert, jusqu'à une bicoque. J'étais terrifié. « Pourquoi me font-ils ça? »

Dépistage et évaluation

> Mes nerfs n'ont pas tenu le coup. J'ai assez bien réussi une partie des tests, mais ma nervosité m'a valu de mauvais résultats dans certaines parties, et j'ai été placé dans un programme d'éducation spécialisée. Je partageais une classe avec des enfants qui avaient à l'évidence une déficience intellectuelle. J'étais humilié, avili et, surtout, trahi. Je détestais mes enseignants et ne pensais plus grand-chose de bon de mes parents. J'ai commencé à haïr l'école, alors que j'avais toujours beaucoup aimé cela.
>
> J'étais vraiment dans une situation sans issue. Si je n'obtenais que des A, c'était la preuve que j'avais vraiment besoin d'une « éducation spécialisée »! Si je ne recevais que des F, cela montrait que je nécessitais des programmes plus spécialisés. Bien sûr, j'ai obtenu de meilleures notes dans ces classes pitoyables d'« éducation spécialisée ». Le travail était si facile que seul un crétin n'aurait pas reçu de A. Par-dessus tout, ce qui m'effrayait le plus, malgré les tentatives des enseignants pour me rassurer à cet égard, c'est que je savais bien que le travail n'était pas le même que dans une classe ordinaire. J'étais bien conscient de ne pas recevoir un enseignement égal. Je savais que c'était injuste. Cela a fini par se faire sentir. J'ai perdu tout intérêt envers l'école et n'ai jamais dépassé la huitième année. »[6] **Auteur inconnu**

Les problèmes rencontrés par cet enfant ont à l'évidence nuit à son estime de lui-même et anéanti son enthousiasme pour l'école. Je crois que l'application d'un modèle comme celui décrit dans le graphique 1 aiderait à éviter que ce genre de situation ne se produise. Elle permettait également de libérer des ressources grandement nécessaires pour les enfants qui ont réellement besoin d'un programme spécialisé de cette nature.

---

[6] Dr Jan Strydom, Susan du Plessis (2000) *The Right to Read*

Investir dans notre avenir

On ne peut ignorer les répercussions financières de la restructuration, tant pour les parents que pour les écoles et les institutions gouvernementales.

> « L'éducation spécialisée est devenue une mine d'or pour les commissions scolaires. Je suis convaincue que l'intention initiale de l'éducation spécialisée était louable, mais, dans l'ensemble, ces programmes n'ont pas donné de résultats satisfaisants. Les études les plus récentes démontrent qu'ils font plus de mal que de bien, en particulier pour les élèves ayant une intelligence normale qui ont obtenu leur diplôme dans des classes d'éducation spécialisée. La plupart d'entre eux ont des compétences de base insuffisantes et sont incapables de fonctionner en milieu de travail. »[7]

Le recyclage des enseignants et des autres professionnels concernant la dyslexie constituerait certes un coût supplémentaire, mais il se traduirait par des économies considérables pour les parents. Je connais des gens qui ont hypothéqué leur maison et cherché un troisième emploi, qui se sont privés de vacances et de cadeaux de Noël pour inscrire leurs enfants dans un établissement d'enseignement spécialisé. Avaient-ils vraiment le choix? Si leurs enfants avaient été correctement évalués dès le départ, ils auraient sans doute pu rester à l'école publique et réussir, sans ce sacrifice de la part de leur famille.

L'argent ainsi économisé pourrait ainsi servir à répondre aux nécessités très pressantes de l'« éducation spécialisée », pour l'enseignement des enfants dont les besoins dépassent les simples adaptations.

Un enfant qui apprend à aimer l'école et qui obtient de bons résultats scolaires aura bien plus de chances de réussir dans le monde du travail. Ainsi, il n'aura pas à compter sur un filet social à l'âge adulte.

---

[7] Corcoran, John (1994), *The Teacher Who Couldn't Read*

Signes caractéristiques de la dyslexie

J'ai été témoin de nombreuses transformations dans le cadre de mon travail à l'Académie Héritage. Des élèves qui avaient été décrits comme « fainéants », « manquant de motivation » ou « lents » ont fini leurs études avec des notes supérieures à la moyenne. Ils ont obtenu de bons résultats dans les tests provinciaux d'alphabétisation et d'habileté scolaire. La plupart ont ensuite étudié à l'université ou au collège. Certains sont devenus informaticiens alors que d'autres travaillent dans le domaine artistique. Dans tous ces cas de réussite, ce n'est pas un trouble d'apprentissage que l'élève a surmonté, mais un handicap de l'enseignement.

Dans son livre *The teacher who couldn't read,* l'histoire vraie d'un enseignant du secondaire qui a vaincu son analphabétisme, John Corcoran écrit : « je pense que l'expression "ayant un trouble d'apprentissage" devrait être abandonnée. Le problème réside plutôt en un handicap de l'enseignement et je préfère le terme "différences en matière d'apprentissage". »[8]

Mon fils est en troisième année à l'université, où il suit le programme d'Histoire autochtone avec une moyenne de B+. C'est pour lui que j'ai fondé l'Académie Héritage il y a 16 ans, après qu'un psychologue m'ait dit qu'il ne pourrait jamais lire ou écrire. Selon ces prévisions, tout ce que mon fils pouvait espérer, c'était lire des cartes de base-ball. Je connais bien la douleur et la frustration engendrées par la dyslexie. Mon fils n'a pas échoué, mais c'était la voie tracée pour lui par un système d'éducation dépassé. C'est le système qui manquait à ses obligations.

Les renseignements suivants décrivent les caractéristiques les plus courantes de la dyslexie et les modifications recommandées pour les élèves manifestant des caractéristiques de la dyslexie.

[8] Corcoran, John (1994), *The Teacher Who Couldn't Read*

Signes caractéristiques de la dyslexie

Même si la dyslexie varie d'une personne à l'autre, en voici les symptômes le plus courants.

Problèmes en lecture :

- lenteur extrême de la lecture
- vision floue et déformée des mots

> paragraphe de conclusion. L'essentiel pour bien organiser et rédiger une dissertation est bien sûr de décider ce que l'on veut dire et de quelle façon évaluer un argument particulier pour élaborer son interprétation.
>
> C ec ours s'atta cheraà do terlesétud iantsdesc omp étenc esd e bas eenréda ction de dis sert a tionetenpen séecr itique

- confusion relative aux mots qui se ressemblent graphiquement

  fête-père, belle-balle

- confusion relative aux mots multisyllabiques

  philosophique, inestimable, propriété

- omission de mots charnières

  à, où, et, qui, sur, sous, etc.

- compréhension de phrases complexes (en particulier au cours d'examens)

  Je vous rencontrerai au déjeuner à moins que vous n'appeliez pour andire notre rendez-vous.

  Il serait plus facile de dire :

  Je vous rencontrerai au déjeuner. Appelez-moi si vous devez annuler notre rendez-vous.

Signes caractéristiques de la dyslexie

- compréhension de phrases négatives

  Lequel n'était pas là ?

  Quel aspect n'est pas héréditaire?

- compréhension de phrases longues

  On présentera aux étudiants un modèle de rédaction de dissertation qui comprendra le paragraphe d'introduction présentant l'énoncé d'opinion, trois paragraphes justificatifs introduits par des phrases-thèmes et un paragraphe de conclusion. L'essentiel pour bien organiser et rédiger une dissertation est bien sûr de décider ce que l'on veut dire et de quelle façon évaluer un argument particulier pour élaborer son interprétation.

- lecture de caractères de petite taille (polices inférieures à 12 ou 13 points)

- lecture de photocopies de mauvaise qualité

- lecture d'un texte sur papier blanc

- confusion relative aux symboles mathématiques

- lecture de notes manuscrites peu claires du professeur.

  $\frac{1}{2}$ *pourrait ressembler à* y_2 *et* A^t *à* A^+

Problèmes en épellation :

- fautes d'orthographe dans des mots d'aspect similaire qui ne sont pas détectées par les correcteurs d'orthographe

  dans-danse, son-sont,

- orthographe différente du même mot dans le même passage

  appartenance, apartenance, appartenence, appartenense

Signes caractéristiques de la dyslexie

- grand nombre de mots effacés ou barrés qui donnent au travail un aspect très négligé
- erreurs et omissions de lettres ou de mots
- besoin de répéter jusqu'à 2000 fois un mot pour mémoriser son orthographe, comparé à un maximum de 14 répétitions pour les personnes non dyslexiques. De nombreux écrivains connus n'ont jamais maîtrisé l'orthographe.

« *Celui qui ne trouve qu'une seule manière d'épeler un mot est un pauvre d'esprit.* »[9]
Andrew Jackson

« William Butler Yeats épelait très mal et ne savait probablement pas lire à haute voix non plus. » La phrase suivante est un échantillon des étonnantes fautes d'orthographe dont étaient truffées les lettres de W.B. Yeats. Elles sont d'autant plus surprenantes que Yeats était un perfectionniste, qui révisait et corrigeait ses poésies avec minutie. « The subtile and gorgeous originality of these vigerus Keltic letters shows such schlorship as to leave the reader fealing decideldy exausted. » **Thomas West**

Difficultés à prendre des notes :

- incapacité à lire sa propre écriture
- difficulté à prendre des notes tout en écoutant
- difficulté à prendre des notes lisibles
- difficulté à copier suffisamment vite les notes écrites au tableau

Problèmes en écriture :

- expression peu claire des idées par écrit
- style manquant de maturité
- mauvaise structure des phrases
- ponctuation incorrecte ou absente
- mélange des sons des mots multisyllabiques
- inversion de lettres ou de chiffres

« *Seulement la main qui efface peut écrire la vraie chose.* »[10] ***Maître Eckhart***

[9] www.cyber-nation.com/victory/quotations/quotes_menu.html

Signes caractéristiques de la dyslexie

Élocution :

La plupart des personnes dyslexiques s'expriment clairement, même si certaines éprouvent des difficultés d'élocution.

- expression peu claire des idées à l'oral
- élocution rapide et parfois maladroite
- difficulté à s'exprimer clairement pendant des examens oraux
- problèmes en expression orale « imposée » (c.-à-d. la capacité à parler clairement d'un sujet préétabli pendant une durée déterminée ou pendant des examens oraux), mais sans difficulté à parler spontanément.
- omission ou substitution de mots
- répétition de phrases
- difficulté à prononcer des mots multisyllabiques (aluminium, visualisation, etc.)
- difficulté à trouver le mot juste

Moïse, quoi qu'il en soit, dit au Seigneur, « Ô, Seigneur, je n'ai jamais été bien éloquent, ni dans le passé, ni récemment, ni maintenant que Vous avez parlé à votre serviteur; mais je suis lent d'élocution et de langue. » ***Exode 10***

« Dans son esprit, il pouvait voir les feuilles de papier blanc sur lesquelles il avait écrit son sermon. Tout à coup, l'événement terrible qu'il craignait se produisit : Les mots disparurent! Pris de panique, il interrogea sa mémoire, mais en vain; le reste de son sermon – les mots qu'il avait tenté de mémoriser avec tant d'énergie – s'était envolé! »[11] ***Le Curé d' Ars***

Problèmes d'écoute :

- lorsque le professeur tourne le dos aux étudiants
- dans une salle bruyante
- lorsque le professeur utilise des termes peu courants, sans soutien visuel
- confusion relative aux instructions
- confusion relative aux longues phrases complexes
- oubli de l'information importante

[10] www.cyber-nation.com/victory/quotations/quotes_menu.html
[11] Lomask, Milton, *The Curé of Ars*, p. 102

Signes caractéristiques de la dyslexie

Problèmes en mathématiques :

- mémorisation des tables de multiplication
- inversion des chiffres
- perte du fil (ou de l'ordre) au cours de longues divisions
- difficultés dans les énoncés de problèmes en raison des problèmes de lecture

Sens de l'organisation :

- oubli de devoirs ou de rendez-vous
- oubli de livres ou d'équipement
- papiers égarés
- mauvais calcul du temps nécessaire à l'exécution des tâches
- la personne se perd dans un édifice qu'elle connaît mal (ou parfois même qu'elle connaît bien)
- mauvaise orientation (droite-gauche, est-ouest, haut-bas)
- difficulté à lire l'heure (horloge ou montre avec des aiguilles)
- difficulté à organiser son bureau

« Si un bureau encombré est le signe d'un esprit encombré, que veut dire juste un bureau vide? »[12] **Auteur inconnu**

Problèmes physiques communs chez les enfants dyslexiques

- migraine causée par l'éclairage fluorescent
- difficulté à se concentrer
- stress extrême au cours d'examens
- sentiment d'impuissance face aux longs travaux de rédaction
- trouble visuel provoqué par un contraste accentué (p. ex., professeur portant une chemise à carreaux ou à rayures)
- sensibilité à certains sons

[12] www.cyber-nation.com/victory/quotations/quotes_menu.html

Signes caractéristiques de la dyslexie

Résultats obtenus par les étudiants dyslexiques aux examens

Les étudiants ayant de la dyslexie sont très désavantagés pendant les examens et pourraient manifester les symptômes suivants :

- écart entre les connaissances acquises et les résultats obtenus aux examens
- lenteur de la lecture accentuée par une vision trouble des mots (les mots semblent se déplacer sur toute la page, voire disparaître totalement)
- stress nuisant à la mémoire de mots connus simples (p. ex., oubli de ce que signifient les mots « division » ou « multiplier »)
- incapacité à composer un travail devant être écrit sur-le-champ
- réponses à des questions à choix multiples dans la colonne de droite (les colonnes semblent s'intervertir et l'élève donne ainsi une réponse incorrecte)
- incapacité à écrire dans une pièce dotée d'un éclairage fluorescent (les mots semblent se déplacer sur la page)
- la lenteur de la lecture rend presque impossible la compréhension de questions « pièges »
- l'élève ne « voit » pas les mots non visuels (sans image) (à, après, dernier, etc.)
- usage d'un mot proche du mot recherché, qui n'est pas détecté par le correcteur d'orthographe. L'enseignant ne devrait **pas** pénaliser l'élève pour des erreurs caractéristiques de la dyslexie

Certaines des erreurs suivantes qui n'ont pas été relevées par le correcteur d'orthographe, se sont retrouvées dans les examens des étudiants à l'université. Les élèves ont écrit :

- ✓ *tête* au lieu de *père*
- ✓ *sternum* au lieu de *scrotum*
- ✓ *spectacle* au lieu de *obstacle*
- ✓ *rein* au lieu de *reine*
- ✓ *peine* au lieu de *panne*
- ✓ *impotence* au lieu de *importance*
- ✓ *érotique* au lieu de *exotique*
- ✓ *ver* au lieu de *vert*

Intervention et soutien

Une terminologie inexacte renforce la confusion concernant la dyslexie. De nombreuses associations représentent les millions de personnes qui nécessitent des mesures d'adaptation au cours de leur scolarité et en milieu de travail. Chaque association utilise les définitions qu'elle privilégie et qui représentent le mieux les besoins de ceux qu'elle défend. L'Association canadienne de la dyslexie partage la conclusion du National Institute of Mental Health, qui indique que « la définition des TA est trop générale et ambiguë et ne permet pas de bien détecter les plus jeunes enfants à risque en lecture avant qu'ils n'échouent ».[13]

La dyslexie s'inscrit dans la catégorie des troubles d'apprentissage. Toutefois, les personnes qui « souffrent » de la dyslexie ne « souffrent » pas nécessairement de « troubles d'apprentissage. » Il s'agit d'apprenants tout à fait compétents lorsqu'on leur applique des techniques multisensorielles, non linéaires et adéquates. À mon avis, si cette distinction n'est pas faite, les enfants dyslexiques continueront à échouer ou, plus précisément, nous continuerons de manquer à nos obligations à leur égard.

Si la dyslexie n'est pas diagnostiquée et traitée correctement, elle devient un handicap pour l'enfant dans la réalisation de son véritable potentiel. L'élève continuera à échouer et connaîtra probablement des problèmes émotifs. Une fois le diagnostic établi, l'élève nécessitera une intervention spéciale et adaptée, de même qu'un soutien continu afin d'éviter qu'il soit désavantagé plus avant du point de vue de l'apprentissage.

Il existe **trois** niveaux d'intervention et de soutien :

① une rééducation particulière du langage (comme le programme EMS)

② des mesures d'adaptation convenant au style d'apprentissage de l'élève

③ des démarches d'enseignement conçues en fonction de capacités diverses.

[13] http://www.house.gov/ed_workforce/hearings/107th/edr/idea6602/lyon.htm

Intervention et soutien

Pour pouvoir développer leurs capacités de lecture et d'écriture, les élèves ayant la dyslexie doivent faire l'objet d'une formation linguistique particulière. L'Association internationale de la dyslexie (International Dyslexia Association), auparavant connue sous l'appellation La Société de la dyslexie Orton (Orton Dyslexia Society), recommande que les programmes de rééducation de la dyslexie contiennent les notions suivantes.

Conscience phonologique et conscience phonémique

La conscience phonologique est l'habileté à différencier les sons de la langue, telles que les rimes (ex. : mon, ton, son) et la conscience phonémique est l'habileté à isoler un son à l'intérieur d'une syllabe. La compréhension des phonèmes dans le langage est indispensable afin d'enseigner l'orthographe aux étudiants dyslexiques.

Association son-symbole

C'est l'habileté à associer un son avec la ou les lettres qui représentent ces sons. L'association son-symbole doit être enseignée (et maîtrisée) dans les deux directions : du symbole au son et du son au symbole.

Enseignement des syllabes

Une syllabe est un son ou un groupe de sons qui se prononce par une seule émission de la voix et contient toujours un son de voyelle.

Morphologie

Un morphème est la plus petite unité de sens du langage. L'étude de la morphologie explique aux étudiants comment les mots sont formés à partir des racines, préfixes et suffixes.

Syntaxe

La syntaxe est l'ensemble des principes qui régissent l'ordre et la fonction des mots dans la phrase afin de donner du sens au texte.

Sémantique

La sémantique est l'aspect du langage qui a trait au sens. Le programme d'enseignement doit (dès le début) inclure l'enseignement de la compréhension du langage écrit.

Intervention et soutien

Les apprenants manifestant des caractéristiques de la dyslexie nécessitent des programmes d'enseignement spéciaux, car les démarches pédagogiques traditionnelles lesquelles sont essentiellement axées sur les modes d'apprentissage visuels et auditifs, ne répondent pas à leurs besoins d'apprentissage particuliers.

De nombreux programmes de formation linguistique différents ont été mis au point à partir du système Orton-Gillingham pour développer les capacités de lecture et d'écriture. Le programme élaboré par le Centre canadien de la dyslexie est la méthode d'Enseignement multisensoriel simultané (EMS) – une méthode de rééducation du langage axée sur les besoins d'élèves de tous âges. Elle est proposée en français et en anglais et se divise en leçons séquentielles.

La méthode d'enseignement préconisée à l'intention des personnes dyslexiques doit être fondée sur les notions suivantes :

Simultanée multisensorielle
L'enseignement est dispensé en utilisant toutes les aires associatives du cerveau (visuelle, auditive, kinesthésique, tactile) simultanément.

Systématique et cumulative
Chaque nouvelle étape doit découler des étapes précédentes bien maîtrisées. La séquence doit commencer par les éléments de base les plus simples et continuer de façon progressive et méthodique jusqu'aux éléments les plus complexes.

Directe
Chaque concept doit être directement enseigné. Ne pas tenir pour acquis que tout concept peut s'apprendre par simple voie de déduction.

Enseignement diagnostique
L'enseignant doit continuellement adapter le rythme et le style de son enseignement afin de respecter les besoins et les habiletés de chacun des étudiants.

Intervention et soutien

Synthétique et analytique

On doit enseigner de façon synthétique (des parties vers le tout) et de façon analytique (du tout vers les parties).

Le programme EMS permettra aux élèves, quelle que soit la forme de leur dyslexie, de progresser. Toutefois, le rythme des progrès variera selon le genre et la gravité de la dyslexie. En général, plus la dyslexie est prononcée, plus les progrès seront lents.

La méthode EMS

La méthode EMS

Parler, écouter, lire et écrire sont toutes des activités reliées au langage. Les deux premières sont innées chez les humains. Même les très jeunes enfants captent les sons du discours, acquièrent la langue parlée et maîtrisent sa structure de façon inconsciente, peu importe qu'ils reçoivent un enseignement explicite ou pas. Il n'en est pas de même pour la langue écrite.

Depuis longtemps, chez les professionnels qui se sont penchés sur la question, les points de vue s'opposent. Les uns proposent comme moyen d'apprentissage de la lecture une méthode globale basée sur une reconnaissance visuelle des mots à la recherche de leur sens dans le contexte donné. Les autres préfèrent une méthode analytique permettant de comprendre la structure de la langue écrite en partant de son élément de base, le phonème. La méthode EMS a été élaborée à partir de l'expérience directe dans les salles de classe.

Selon la première méthode citée ci-dessus, la reconnaissance visuelle et le décodage des mots viennent naturellement en lisant, ce qui exclut la nécessité d'enseigner l'étude systématique de la relation entre les lettres et les sons. Le deuxième genre de démarche considère au contraire l'apprentissage de la lecture comme un processus progressif de développement qui nécessite une méthode d'enseignement systématique.

Les recherches de Madame Sally Shaywitz ont démontré que pour apprendre à lire, tous les enfants doivent découvrir que les mots de la langue parlée peuvent être décomposés en très petites unités de son, les phonèmes. La dyslexie touche la partie du cerveau assurant le traitement des phonèmes, et donc les étapes suivantes du processus de lecture.

La méthode EMS

La méthode courante d'enseignement de la lecture ne fonctionne pas avec les dyslexiques. Ceux-ci ont besoin d'une méthode d'enseignement systématique, explicite et séquentielle. Ils doivent apprendre pourquoi les mots s'épellent ou se prononcent de telle ou telle façon.

La démarche pédagogique EMS incorpore les stratégies et les techniques d'apprentissage suivantes :

- la discrimination visuelle et auditive;
- la lecture bi-manuelle en points saillants pour développer la « vision tactile »;
- l'enseignement direct de mots sans images;
- l'insistance sur la diction;
- l'étymologie des mots français.

Avantages de la méthode EMS

- Elle s'enseigne aux personnes de tous âges et de tous niveaux scolaires.
- Elle permet d'intervenir beaucoup plus rapidement auprès d'enfants dyslexiques, y compris ceux qui n'ont pas encore été diagnostiqués officiellement, car la méthode peut être enseignée dès la première année.
- Même si elle est conçue spécialement pour les étudiants dyslexiques, elle peut être enseignée à tous les enfants de première année et permettrait ainsi de prévenir l'échec en lecture et de réduire le besoin de récupération à un stade ultérieur.
- Elle peut être adaptée à un groupe d'élèves.
- Chaque leçon étant minutieusement préparée dans les moindres détails, les enseignants, les tuteurs et les parents peuvent être formés au programme en deux jours seulement. Rendez-vous à notre site Web (www.dyslexiacentre.ca) pour obtenir des renseignements à ce sujet.
- Les enseignants et les tuteurs peuvent recevoir une accréditation en produisant une vidéocassette d'une séance de tutorat. Ils pourront alors former d'autres personnes au programme.

La méthode EMS

Plan de travail journalier

Le plan de travail est fondé sur les concepts de la méthode Orton-Gillingham-Child.

Les activités suivantes ont été ajoutées à la version française de ce programme, la méthode *EMS*:

- révision kinesthésique et tactile;
- exercices auditifs et visuels;
- exercices de latéralité et d'orientation;
- mots sans image, mots rouges et mots étranges
- copie et dictée, conscience phonologique et phonémique, gymnastique articulatoire

La méthode EMS

Chaque leçon comprend les 20 étapes suivantes :

1. Exercices séquentiels

Objectifs
- Développer l'habileté à placer les lettres en ordre alphabétique.
- Développer l'habileté à repérer rapidement un mot dans le dictionnaire.

2. Révision des graphèmes et des mots-clés

Objectifs
- Amener l'étudiant à identifier correctement les lettres et à les associer aux sons correspondants; développer l'automatisme des mouvements requis pour tracer les lettres.

3. Révision des phonèmes

Objectif
- L'étudiant doit écrire les sons déjà étudiés avec les graphies les plus usitées.
  Ex. : L'enseignant dit le son / è / et l'étudiant écrit la lettre è.
  L'étudiant doit ajouter les autres graphies du son / è / au fur et à mesure qu'il les apprend.

- ai // è, e(c), ai // et, ais, aie
  Les graphies **è** et **ai** représentent la manière la plus fréquente d'écrire le son / è / au début et à l'intérieur d'un mot. Les graphies **et,** et **ais** représentent la manière la plus fréquente d'écrire le son / è / à la fin d'un mot (la terminaison la plus fréquente).

4. Révision kinesthésique et tactile

Objectif
- Développer l'automaticité des mouvements requis pour écrire toutes les lettres de l'alphabet.

5. Révision des notions

Objectif
- Faciliter la mémorisation des notions et des règles de grammaire.

Les cartes-notions ont été conçues dans le but de familiariser les étudiants avec les règles de base de la grammaire. Il se peut que les jeunes étudiants éprouvent de la difficulté à saisir certaines notions. Par conséquent, leur usage est laissé à la discrétion de l'enseignant.

6. Exercices auditifs

Objectif
- Aider l'étudiant à distinguer les différences entre les sons.

7. Exercices visuels

Objectif
- Aider l'étudiant à distinguer visuellement les différentes lettres.

8.Exercices de latéralité et d'orientation

Objectifs
- Développer la capacité à différencier la droite de la gauche.
- Développer l'habileté à s'orienter.

9. Nouvel apprentissage

DÉCOUVERTE DU NOUVEAU SON

Objectif
- Associer tous les éléments d'une lettre : nom, son, représentation graphique et sensation des mouvements de prononciation et d'écriture.

N.B. : **L'étudiant utilise un porte-crayon grâce auquel les muscles du bras devront être utilisés pour former les lettres, ce qui facilitera la mémoire kinesthésique. Le porte-crayon n'est pas utilisé pour la calligraphie puisque sa seule utilité est de développer la mémoire du mouvement et non une écriture élégante.**

1re ASSOCIATION

Objectif
- Associer le nom de la lettre et sa représentation graphique avec le mot-clé et le son.

2e ASSOCIATION

Objectif
- Associer la forme cursive de la lettre avec son nom.

3e ASSOCIATION

Objectif
- Associer la représentation graphique de la lettre avec son nom et sa forme cursive.

4e ASSOCIATION

Objectif
- Associer le nom de la lettre avec sa forme cursive.

5e ASSOCIATION

Objectif
- Associer le mot-clé et le son avec la mémoire du mouvement requis pour écrire sa forme cursive.

6e ASSOCIATION

Objectif
- Associer la représentation graphique de la lettre avec le nom, le son et le mot-clé.

7e ASSOCIATION

Objectif
- Associer le nom de la lettre avec le son.

8e ASSOCIATION

Objectif
- Associer le nom de la lettre et sa forme cursive avec le son.

10. Calligraphie

Objectif
- Développer une calligraphie soignée.

N.B. : **La calligraphie utilisée est celle qui est en vigueur au ministère de l'Éducation du Québec[1]. Certaines observations cliniques semblent indiquer que ce genre de calligraphie présente moins de difficultés chez les étudiants dyslexiques.**

11. Pause santé (une minute)

Objectif

- Augmenter le niveau d'énergie et de concentration.

12. Mots sans image

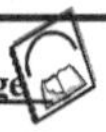

Objectif

- L'étudiant dyslexique est facilement confus lorsqu'il butte sur des mots qui n'évoquent aucune image mentale (p. ex., les conjonctions : mais, donc, quand, etc.). On doit donc lui donner la possibilité de fabriquer ses propres images.

13.Mots rouges

Objectifs

- Apprendre l'orthographe des mots irréguliers.

  Dans la langue française, les mots sont généralement plus courts : les lettres inutiles donnent une apparence singulière aux mots qui nous permettent de les identifier d'un seul coup d'œil (vos, veau, vaut)[3]. Cela est très utile pour les personnes non dyseidétiques. Les personnes dyseidétiques sont généralement incapables de voir le mot écrit « dans leur tête ».

  Ex. : pour le mot chien, ils verront un animal, pas les lettres c,h,i,e,n.

- Pour les personnes dyseidétiques, l'apprentissage de l'orthographe à l'aide de la méthode globale est très difficile. On doit leur enseigner l'orthographe des mots phonétiques de façon phonétique et syllabique. En ce qui concerne l'orthographe des mots eidétiques, on se servira donc d'une approche tactile-phonétique, comme pour les aveugles.

- En anglais,il n'y a que 13% des mots qui sont irréguliers.

14. Lecture

Objectif (mots étranges)

- Développer l'habileté à lire correctement sans deviner.

Objectifs (mots et phrases)

- Apprendre des habiletés de décodage et de syllabation.
- Reconnaître que le décodage et la reconnaissance des lettres précèdent la compréhension et la rapidité en lecture.
- Pratiquer l'écoute de sa voix.

La méthode EMS

15. Copie/dictée

Copie
Objectif

- Développer l'habileté à copier à partir d'un texte ou d'un tableau.

Dictée
Objectif

- Développer la mémoire auditive séquentielle afin de pouvoir reproduire correctement les symboles graphiques.

16. Conscience phonologique/phonémique

Objectif

- Développer l'habileté à identifier les sons.
- Développer l'habileté à isoler un son à l'intérieur d'une syllabe.

17. Orthographe

Objectifs

- Mettre en pratique des règles d'orthographe étudiées précédemment.
- Apprendre des mots irréguliers.

18. Gymnastique articulatoire

Objectif

- Développer une bonne articulation.

19. Expression verbale/écrite 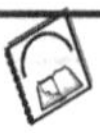

Objectif

- Faciliter l'expression verbale et écrite.

20. Compréhension de texte/de l'oral

Objectif

- Développer la compréhension de l'oral tout en développant chez l'étudiant le goût de la lecture.

Mesures d'adaptation détaillées

La *Loi canadienne sur les droits de la personne* exige que des mesures d'adaptation raisonnables soient prises pour les élèves dyslexiques. Les difficultés qu'éprouvent ces élèves sont davantage manifestent lors des tests ou d'examens au cours desquels les participants doivent démontrer leurs connaissances ou, leurs compétences dans un laps de temps limité. Les élèves dyslexiques peuvent être tendus au point d'en oublier temporairement tout ce qu'ils savent.

Rappel : Les examens visent à mesurer ce qu'un élève **sait** et non ce qu'**il ignore car il** ne s'agit pas de tests de compétences linguistiques. Les documents sur lesquels reposent les tests appartiennent à la catégorie des documents à lire sans aide.

Le niveau de lecture des tests devrait être **inférieur d'au moins deux niveaux par rapport** au niveau de lecture de l'élève. Le graphique de Fry (lisibilité) permet une mesure fiable du niveau de lecture. Il importe de noter que qu'un niveau de lisibilité trop élevé pourrait **invalider** le test. **Dre Kathie Nunley**

Toutes les mesures d'adaptation ne sont pas requises pour tous les dyslexiques; la liste suivante énumère les mesures les plus raisonnables :

- accorder du temps supplémentaire pour terminer un examen
- fournir une version imprimée des questions d'examen pendant l'examen oral
- accepter les réponses dictées ou enregistrées sur cassette
- permettre l'intervention d'un lecteur ayant une bonne prononciation
- prévoir une salle d'examen séparée sans éclairage fluorescent
- utiliser du papier de couleur
- prévoir une courte « pause-santé »
- accepter les insuffisances en grammaire et les erreurs d'épellation
- éviter les questions pièges dans les questions à choix multiples
- souligner les mots clés (avant, après, pas, etc.) dans les textes
- éviter de poser des questions comportant des négations doubles

Mesures d'adaptation détaillées

- souligner le mot clé dans les questions négatives, p. ex. : Quel pays ne se trouve **pas** en Amérique du Sud?
- éviter autant que possible les dissertations (une personne dyslexique pourrait nécessiter plus de temps qu'un étudiant régulier)
- donner des exercices à espaces libres ou des activités d'appariement plutôt que de longues dissertations
- ne pas hésiter à éclaircir une question de l'examen
- l'enseignant devrait expliquer son interprétation de mots comme « définir », « éclaircir » ou « déterminer »
- donner des précisions lorsque l'on demande à l'élève de « répondre aux questions suivantes », p. ex. :
    1. 1 ou 2 lignes, **maximum**
    2. 1 ou 2 paragraphes, **maximum**
    3. 1 ou 2 pages, **maximum**
- permettre à un ou une copiste connaissant le sujet traité de lire, d'écrire ou de taper le devoir, suivant les besoins.
- pour assurer une évaluation fiable des connaissances de l'élève dyslexique et lui offrir **un choix** quant à la présentation du test qui convient à sa dyslexie : dissertation, choix multiples, exposé oral, exercices à espaces libres.

Un feuillet-résumé permettant d'annoter les mesures d'adaptation nécessaires pour un élève dyslexique est fourni (annexe 5). Un exemple d'avertissement à joindre au début de chaque cahier d'examen de l'un élève dyslexique est aussi fourni (annexe 6). (Il s'agit du modèle utilisé par les élèves dyslexiques de l'Université d'Oxford).

L'adoption en classe des mesures d'adaptation suivantes pourrait aider l'élève. Certaines de ces mesures ne conviennent qu'à un certain nombre de dyslexiques. Il est donc important d'en arriver à un accord avec l'élève sur les mesures à prendre et la marche à suivre. Cet accord doit être effectué en privé afin d'éviter de mettre l'élève dans l'embarras devant ses camarades. Un feuillet-résumé est également fourni à l'annexe 5. Conservez-le et partagez-la avec d'autres enseignants afin de leur faciliter une prise de conscience des besoins particuliers de l'élève dyslexique en matière d'apprentissage.

- autoriser l'enregistrement ou, donner à l'élève une copie des notes
- ne pas pénaliser l'élève pour son incapacité à parler devant la classe
- compléter dans la mesure du possible les cours avec des outils visuels
- donner des directions courtes et précises par écrit et oralement
- éviter les termes et/ou les structures complexes
- utiliser du papier de couleur et(ou) de gros caractères, au besoin
- utiliser une police de caractères d'impression facile à lire (l'enseignant pourrait demander sa préférence à l'élève)
- écrire lisiblement au tableau ou, sur les travaux de l'élève
- autoriser l'élève à photographier les notes au moyen d'un appareil numérique
- éviter un éclairage fluorescent
- éviter l'utilisation de stores verticaux ou horizontaux, dans le champ de vision de l'élève
- éviter de porter des vêtements à carreaux ou à rayures blanches et noires
- éviter les textes surchargés

Équipement et technologie

Livres sur cassette

L'association **Recording for the Blind and Dyslexic (RFBD)** possède une riche bibliothèque de livres comprenant des manuels scolaires et des cassettes qu'elle met à la disposition des dyslexiques (www.rfbd.org). Certaines institutions scolaires offrent aussi ce service.

Logiciels

Il existe plusieurs programmes de reconnaissance de la voix et d'écriture.

www.microscience.on.ca

Mesures d'adaptation détaillées

Lentilles ChromaGen

Quelques élèves dyslexiques souffrent de perceptions visuelles déformées, par lesquelles les textes semblent bouger, être flous ou encore se diviser en des motifs dérangeants. Les lentilles ChromaGen consistent en une série de filtres visuels, prescrits pour chaque côté du système visuel (selon le modèle du haploscope). Au cours d'essais cliniques, ces filtres ont fait la preuve de leur efficacité pour faciliter la lecture (vitesse de lecture en hausse de 22 % en moyenne).

Cartographier la pensée

Les dyslexiques vivent une très grande difficulté à s'adapter à un monde linéaire. Une cartographie de la pensée aide la personne dyslexique à affiner ses pensées de même qu'à formuler des plans de façon à en capter facilement le flot d'information. Cette cartographie permet d'observer directement comment les choses sont inter-reliées dans un esprit dyslexique. Elle est utilisée dans la prise de notes, la rédaction créatrice, l'élaboration de rapports, l'étude, les réunions, les groupes de réflexion et la présentation des discours.(www.inspiration.com)

Approches pédagogiques

Pour répondre efficacement aux besoins variés des élèves (y compris les élèves dyslexiques) en matière d'apprentissage, il n'est pas nécessaire de « changer l'élève » en fonction des programmes. Les recherches actuelles, consacrées aux méthodes pédagogiques, insistent sur la valorisation des différences individuelles et sur leur prise en compte dans le choix des méthodes d'enseignement. Les écoles devraient changer leurs programmes et leurs méthodes pédagogiques afin de mieux répondre aux besoins de tous les élèves.

Les démarches d'apprentissage suivantes aideront les élèves dyslexiques dans les classes ordinaires :

Enseignement multisensoriel

Il s'agit d'un enseignement établi en fonction de tous les modes d'apprentissage, allant au-delà des modes auditif et visuel. Ces deux modes sont généralement au cœur de l'enseignement traditionnel (après la deuxième année). Néanmoins, les élèves dyslexiques apprennent davantage lorsque les modes kinesthésiques, auditifs et visuels sont utilisés simultanément dans la présentation de l'information. Les enseignants devraient donc être en mesure de relever ce défi et de faire preuve d'une grande créativité dans la planification de leurs leçons.

Approches pédagogiques

Le tableau suivant énumère les atouts correspondant à chaque style d'apprentissage :

Apprenant visuel	Apprenant auditif	Apprenant kinesthésique
• Absorber rapidement une grande quantité d'informations • Observe ses propres pensées • S'organise avec et méthode • Est observateur • Retient presque toute l'information, mais pendant une courte durée • Parle moins en groupe • S'inquiète de son apparence • Aime la perfection • Épelle bien • Mémorise en voyant des images • Est facilement distrait par les sons • A du mal à se souvenir d'instructions orales • Perd sa concentration lorsque la discussion se prolonge • Prête plus attention au contenu et à la tâche qu'aux gens • Peut réarranger l'information rapidement • Possède une imagination vive qui lui permet de discerner une gamme étendue de possibilités. • Bonnes aptitudes en planification	• Parle tout seul • Est facilement distrait par les sons • Doit enregistrer l'information dans son cerveau • Bouge les lèvres/dit les mots au cours de la lecture • Doit répéter pour mémoriser • Trouve les maths et l'écriture plus difficiles • Trouve l'expression orale plus facile • Parle de façon rythmée • Aime la musique • Aime parler • Peut imiter le timbre et la hauteur des sons • Apprend en écoutant des séries ou des groupes de données • Mémorise étape par étape la marche à suivre • Traite ses pensées à haute voix • A besoin d'exprimer son point de vue • Enregistre l'information à haute voix	• Mémorise par le mouvement des muscles (en touchant ou en faisant) • Réagit favorablement aux récompenses physiques • Touche les gens et se tient près d'eux • Est enclin à l'activité physique • A une bonne mémoire à long terme • Bouge beaucoup • A des réactions physiques et émotionnelles plus vives • Connaît un développement précoce des grands muscles • Apprend en répétant les choses • Apprend par l'expérience pratique • Mémorise en « révisant étape par étape » • Suit les mots avec le doigt en lisant • N'accorde pas une grande importance au sens des mots • Gesticule beaucoup • S'impatiente très rapidement • Enregistre l'information par des mouvements du corps • Répond physiquement • Mémorise selon l'emplacement • Préfère faire les choses plutôt que lire à leur sujet

Lectures et recherches complémentaires

La dyslexie est généralement héréditaire et de nature neurobiologique. Selon Albert M. Galaburda, professeur agrégé de neurologie à la Harvard Medical School, les observations scientifiques accumulées au cours des dix dernières années suffisent à confirmer que la dyslexie est d'origine neurologique. Les preuves découlent d'observations anatomiques de pièces d'autopsie prélevées sur des sujets dyslexiques défunts et d'études d'imagerie sur des êtres vivants.[14]

Comme le fait remarquer M. Galaburda, « les observations anatomiques chez les dyslexiques suggèrent qu'il existe des différences au niveau de la symétrie du cerveau, dans les zones propres au langage. Les différences dans la symétrie révèlent chez les dyslexiques une différence d'organisation des zones du langage et, probablement, du traitement de l'information linguistique ». [15]

Contrairement à la majorité de la population, les dyslexiques pensent en images plutôt qu'en mots. La traduction de ces images en mots prend plus de temps. Cette capacité visuelle n'influe pas seulement sur la quantité, mais aussi sur la qualité de l'information langagière. Les dyslexiques peuvent facilement voir en trois dimensions. Lorsqu'ils regardent un objet, ils peuvent le voir simultanément sous des perspectives différentes. Cette habileté facilite significativement la créativité et l'esprit d'invention, tout en compliquant considérablement la lecture. Même si vous le regardez à l'envers, un crayon reste un crayon. Par contre, la lettre p à l'envers devient un b ou un d. Pour les dyslexiques, ce n'est qu'un petit trait avec une boucle. Peu importe si elle est orientée vers la gauche, la droite ou le bas.

Selon le neurophysicien Todd Richards, Ph.D., le cerveau des personnes dyslexiques fonctionne cinq fois plus intensément que celui des autres personnes pour réaliser une même tâche.[16]

La docteure Sally Shaywitz, de Yale University, a découvert que les personnes dyslexiques acquièrent le langage en utilisant des zones du cerveau qui ne servent généralement pas au traitement du langage.

---

[14] *La dyslexie, ça nous concerne!* Louise Brazeau
[15] *Idem*
[16] « Dyslexic children use nearly five times the brain area », 4 octobre 1999

Lectures et recherches complémentaires

Le docteur John Stein, de l'Université d'Oxford, a mené des recherches approfondies sur les systèmes de traitement visuel des personnes dyslexiques. Il estime qu'une instabilité des mouvements oculaires occasionne le fait que « les lettres et les mots semblent se déplacer, se chevaucher, se brouiller et s'inverser. » « Les manifestations de la dyslexie sont très étendues et ne se limitent pas du tout à la lecture. Il convient toutefois de les considérer comme des caractéristiques personnelles plutôt que comme l'effet d'une « maladie neurologique ».[17]

Même si les dyslexiques lisent ou écrivent lentement et avec beaucoup de difficultés, cela ne signifie pas qu'ils sont des élèves lents. Ils apprennent différemment. Leur QI varie de moyen à doué. On les qualifie souvent d'apprenants spatiaux-visuels, c'est-à-dire qu'ils apprennent de façon globale plutôt que par étape. Autrement dit, ils saisissent l'ensemble d'une situation de manière générale, et immédiate, comme une toile.

Cette différence cérébrale se traduit souvent par des aptitudes considérables dans les domaines contrôlés par le côté droit du cerveau, telles les aptitudes spatio-visuelles, la résolution de problèmes, la créativité et les habiletés mécaniques. Le principal atout des personnes dyslexiques est leur intuition, laquelle permet souvent de trouver instantanément la solution à un problème.

Parallèlement à leurs difficultés en lecture, les dyslexiques ont une capacité peu commune à « déchiffrer » les gens et à « lire entre les lignes ». Ils « entendent » souvent ce que les autres « pensent ». Ils observent avec attention le langage corporel. Enclins à « lire » les sentiments des enseignants à leur égard, ils n'hésitent pas à dire : « le prof pense que je suis stupide.» À l'opposé, les personnes ayant un trouble d'apprentissage non verbal lisent mieux (les textes), mais éprouvent plus de difficultés à « lire les gens ». Il importe de bien connaître cette différence pour mieux comprendre non seulement les dyslexiques mais aussi afin d'apporter une aide pertinente aux personnes qui ont des troubles d'apprentissage non verbaux.

« Chacun a sa façon d'apprendre. Certains étudient mieux un sujet à la fois, alors que d'autres préfèrent étudier trois choses à la fois. Certains étudient mieux d'une façon structurée et linéaire, tandis que d'autres gens obtiennent de meilleurs résultats en « encerclant » un sujet plutôt qu'en le

[17] J. Stein (2000) : « The neurobiology of reading difficulties ». *Prostaglandins, Leukotrienes and Essential Fatty Acids*, Vol. 63, N° 1/2m juillet/août. Pp. 109-116

traversant. Certains préfèrent apprendre en manipulant des modèles, et d'autres par la lecture. »[18]
Bill Gates

« Il est devenu de plus en plus clair ces dernières années que les dyslexiques sont souvent très doués dans de nombreux domaines. » **Norman Geschwind**

En 1982, Geschwind a stupéfié son auditoire lors de son discours d'ouverture à la conférence de la Orton Dyslexia Society : il y a décrit la dyslexie comme « la pathologie de la supériorité ».

Plus de la moitié des employés de la NASA sont dyslexiques. On les recherche tout spécialement en raison de leurs aptitudes hors du commun à résoudre les problèmes et de leur excellente perception spatiale et tridimensionnelle.[19]

« Les dyslexiques sont sur-représentés parmi les personnes exceptionnellement perspicaces, car elles apportent de nouvelles perspectives et pensent en dehors des cadres communs. »[20]

[18] www.cyber-nation.com/victory/quotations/quotes_menu.html
[19] http://www.blueclickpr.com/news/News5.htm#top 19 mai 2002
[20] http://www.fortune.com/indexw.jhtml?channel=jhtml&doc_id=207655 19 mai 2002

Lectures et recherches complémentaires

Thomas G. West, auteur du livre *In the Mind's Eye*, écrit : « Voici le contenu d'un article paru dans l'un des derniers numéros de la revue *Fortune* lequel s'adresse aux PDG et aux autres dirigeants d'entreprise :

> Lorsque les gens se représentent la dyslexie et les handicaps qui lui sont liés, ils s'intéressent, presque par définition, à un ensemble de problèmes et se concentrent sur les façons de les résoudre. Il importe toutefois de se pencher sur l'autre face de la dyslexie, c'est-à-dire sur les habiletés, les dons et les particuliers qui découlent des difficultés mêmes de la dyslexie et les accompagnent. Au sens le plus large du terme, « dyslexie » signifie « problèmes rencontrés face aux mots » - les mots qu'on lit ou qu'on écrit, les mots parlés, les mots rappelés sur commande, les mots organisés, les mots mémorisés, les mots moulés à des règles complexes ou issus de langues étrangères.
>
> Il est toujours surprenant de constater que les difficultés éprouvées par les dyslexiques face aux mots sont, mais pas toujours, accompagnées d'un ensemble d'habiletés inhabituelles au plan de la représentation visuelle et spatiale. Au cours des dernières années, des recherches en neurologie ont apporté une explication possible à ces phénomènes. Il existe des preuves à l'effet que certaines formes de croissance et de développement précoces du cerveau mènent non seulement à des troubles d'apprentissage du langage, mais résultent dans l'émergence d'une gamme de talents associés aux plans visuel et spatial. De plus, certains psychologues ont fait valoir que ces habiletés visuelles et spatiales devraient être envisagées comme une forme particulière d'intelligence, à situer au même niveau que l'intelligence verbale, l'intelligence logico-mathématique ou encore d'autres formes d'intelligence. Pourtant, les systèmes d'éducation courants se sont pendant longtemps concentré- et presque exclusivement – sur les seules formes d'intelligence verbales.
>
> Pendant de nombreuses décennies, les scientifiques, les mathématiciens et d'autres professionnels ont tenté d'éviter de porter attention aux représentations visuelles car celles-ci ne semblaient pas suffisamment précises, rigoureuses et logiques. Les mots, la manipulation des symboles et des chiffres jouissaient d'un statut élevé par opposition aux activités graphiques comme le dessin. C'était bon pour les enfants seulement.

Lectures et recherches complémentaires

Maintenant, de nombreux secteurs de l'activité humaine se penchent à nouveau sur les représentations visuelles et tentent de les ramener au cœur des diverses démarches en recherche en éducation. De nombreux chercheurs se concentrent maintenant sur l'exploration de la visualisation des données et font valoir que seules les technologies et les modes d'analyse axés sur l'utilisation des graphiques sont en mesure de traiter des problèmes complexes et des masses de données produites par notre monde actuel. Ces nouvelles approches font appel à de nouvelles habiletés chez les chercheurs et les travailleurs de tous niveaux et horizons : elles exigent une habileté et une facilité à visualiser – qui ne sont pas le fait de la majorité.

En fait, pendant près de 400 à 500 ans, nos écoles ont essentiellement transmis à leurs étudiants les compétences du scribe médiéval : lire, écrire, compter et mémoriser des textes. Il semble que nous soyons aujourd'hui à l'aube d'une ère nouvelle, qui exigera que nous développions, que nous le voulions ou non, un ensemble d'habiletés et de talents très différents de ceux que nous exploitons actuellement, et qui se baseront sur le sens de la vue. Il s'agit de talents semblables à ceux que possédaient les penseurs de la Renaissance, Léonard de Vinci par exemple, plutôt que les capacités des clercs ou des lettrés du Moyen Âge.

Dans un avenir proche – tel que le suggère un article paru dans le magazine *Fortune* -, les ordinateurs feront office de scribes et des meilleurs. Conséquemment, il importe d'apprendre à développer ces talents qui mettent en jeu les capacités de compréhension et d'intégration d'un large éventail de données, liées aux modes de pensée visuel et spatial. Nous nous trouvons ainsi en présence d'un énoncé des plus inattendus : certains parmi ceux qui ont le plus de difficulté à apprendre l'ancien savoir, en particulier lorsque fondé sur la mémorisation des mots et des textes, pourraient se trouver exceptionnellement bien adaptés pour créer de nouveaux savoirs, en particulier s'ils sont issus d'images mentales, riches et dynamiques et de perceptions visuelles multi-dimensionnelles (multidimensionnelles) de systèmes extrêmement complexes.

Lectures et recherches complémentaires

De plus en plus de personnes travaillent à l'avant-garde des nouvelles technologies, dans le domaine des sciences, le milieu des affaires ou au sein de diverses professions, et en viennent à se rendre compte des habiletés surprenantes des dyslexiques. Le Dr Larry Smarr, physicien, astronome et directeur d'un centre de macro-informatique, a observé :
« Au cours de mes conférences, j'ai souvent fait valoir que le processus de l'enseignement universitaire aux cycles supérieurs est biaisé en faveur des personnes possédant des capacités analytiques, au détriment de celles douées de capacités visuelles ou holistiques. J'ai affirmé que l'émergence des capacités de visualisation comme nouveau mode de découverte scientifique entraînerait l'apparition d'une nouvelle catégorie de scientifiques. Quant à moi, mon « gourou » en informatique était dyslexique : sa vision du monde était différente de celle de ses collègues, et beaucoup plus efficace... »

En conséquence, nous découvrons maintenant que beaucoup a été perdu, en temps et en estime de soi, à privilégier les « compétences de base » traditionnelles, alors que plus d'attention aurait dû être donnée aux capacités de pensée, de modélisation mentale et de visualisation de haut niveau souvent cachées sous un amas de faiblesses scolaires habituelles. Après tout, les jeunes doivent se frayer un chemin dans le monde en s'appuyant sur ce qu'ils ont de meilleur et réussissent mieux que les autres – et non pas sur les « fondements » que, par définition, la majorité des personnes peuvent utiliser.

Il est admis que cette nouvelle approche s'avérera difficile à adopter car, elle demande un pouvoir quasi illimité d'adaptation aux nouvelles exigences d'un monde en constante mutation. S'il est possible d'apprendre à voir le monde de façon nouvelle et contemporaine, nous découvrirons clairement et sans équivoque, l'existence d'autres talents, réels et insoupçonnés. En définitive, dans un environnement économique où des croyances anciennes concernant l'éducation, la formation et la carrière sont remises en question chaque jour, il devient possible de découvrir que les inadaptés des systèmes scolaires et des milieux de travail ambiants remontant au XIXe et début du XXe siècles, sont extrêmement bien adaptés à la « nouvelle économie » des systèmes scolaires et des milieux de travail en pleine éclosion.[21]

[21] *La dyslexie, ça nous concerne!* Louise Brazeau

Réponse de spécialistes à des questions courantes

Voici ici des réponses ou, éléments de réponses, à certaines des questions les plus courantes concernant la dyslexie.

Certains administrateurs scolaires nous disent qu'ils n'aiment pas le mot « dyslexique » et qu'ils préfèrent l'expression « troubles d'apprentissage. » Quelle est la différence entre ces deux termes ?

La dyslexie s'inscrit dans la catégorie générale des troubles d'apprentissage et le terme « trouble d'apprentissage » est souvent utilisé comme synonyme de dyslexie. Le terme dyslexie et non pas trouble d'apprentissage devrait être utilisé dans la formulation des politiques qui y sont dédiées afin de défendre les droits des millions de personnes en manifestant les caractéristiques. Le choix des mesures d'adaptation pertinentes implique une fine connaissance du domaine. Par exemple, lorsqu'une personne est allergique à la pénicilline, le médecin n'inscrit pas dans son dossier le mot « allergie », mais bien précisément « allergique à la pénicilline. » Que se passerait-il s'il se contentait d'écrire « allergie », sans indiquer au patient qu'il est allergique à la pénicilline ? Cet exemple peut sembler absurde, mais il illustre les conséquences négatives et dommageables lorsqu'il y a un traitement identique des troubles d'apprentissage.

Quelles sont les différentes sortes de difficultés qualifiées de troubles d'apprentissage (TA)?

Voici les deux grandes catégories de TA :

1. La dyslexie et les troubles connexes (écoute, expression orale, lecture, écriture, épellation).
2. Les troubles d'apprentissage non verbaux (écriture, compréhension orale, raisonnement mathématique, aptitudes sociales déficientes).

Réponse de spécialistes à des questions courantes

Comment expliquer la confusion qui règne concernant la définition des TA?

Certains élèves que l'on estime avoir un TA sont dyslexiques et éprouvent des difficultés en lecture, en écriture et en épellation. D'autres, qui ne sont pas dyslexiques, démontrent des aptitudes sociales déficientes, et sont aussi classés dans la catégorie TA, même s'ils ont besoin d'aide pour comprendre les interactions sociales. Ces élèves lisent généralement mieux que la moyenne des étudiants. D'autres élèves, considérés « lents » ou qui vivent des problèmes de comportement, sont inclus au groupe des TA en raison de pressions exercées par leurs parents.

Ces groupes d'enfants en difficulté appartiennent à des catégories distinctes; il ne suffit pas de les décrire comme ayant des « troubles d'apprentissage. » Les regrouper dans une même salle de classe est illogique, et dénote une grave incompréhension des besoins de programmes particuliers et individuels nécessaires et propre à chacune des catégories de troubles d'apprentissage.

Le National Institute of Mental Health a effectué des recherches approfondies sur les troubles d'apprentissage. Il a été constaté que « la plupart des études sur les TA réalisées au cours des 20 dernières années ont tenté de comprendre ces troubles en étudiant des sujets regroupés selon un qualificatif vague et ambigüe d'élèves ayant des troubles d'apprentissage". Cette position est for regrettable. Comme l'ont récemment souligné de nombreux scientifiques, il est peu sensé et inutile de réaliser des études sur des groupes portant une étiquette générale de "troubles d'apprentissage" : les différences entre les diverses catégories des troubles d'apprentissage sont maintenant bien circonscrites et la recherche n'est significative que dans les cas d'identification précise du ou des troubles étudiés.

Réponse de spécialistes à des questions courantes

Quelles sont les enseignements des recherches du Child Health and Human Development NICHD (USA) ?

Au cours des dix dernières années, les recherches du National Institute of Child Health and Human Development (NICHD) se sont concentrées sur les troubles d'apprentissage associés aux difficultés en lecture. Ces recherches se justifiaient par le fait que les difficultés en lecture représentent le trouble d'apprentissage le plus courant et, à l'évidence, le plus néfaste pour la réussite et l'adaptation scolaires et professionnelles. Ces recherches ont apporté les conclusions suivantes :

- Les difficultés liées aux définitions de ce qui constituent le principal obstacle à la compréhension de ces troubles d'apprentissage et, par conséquent, à l'efficacité du soutien aux enfants et aux adultes qui souffrent de troubles d'apprentissage.
- L'usage du terme général « troubles d'apprentissage » dans le domaine de la recherche pourrait nuire à notre compréhension des causes, du développement et des conséquences des divers genres de troubles regroupés dans cette catégorie.
- La collectivité des chercheurs devrait se pencher sur chaque type de TA afin de parvenir à les définir clairement et à en communiquer une compréhension cohérente de l'étiologie, du diagnostic, de la prévention et du traitement se rapportant à chaque trouble. Cette constatation ne diminue en rien le besoin évident de continuer à utiliser le terme « troubles d'apprentissage » dans la formulation des politiques publiques et dans les communications avec les millions de personnes dont la vie est touchée.
- Les difficultés en lecture d'origine linguistique représentent les cas les plus courants de TA, et touchent dans une certaine mesure environ 17 % des enfants d'âge scolaire. Les difficultés en lecture se traduisent généralement par un décodage (reconnaissance des mots) inexact et lent.

Réponse de spécialistes à des questions courantes

La lecture laborieuse des mots isolés réduit souvent, et considérablement, la capacité du lecteur à comprendre ce qu'il a lu, et ce, malgré une compréhension auditive satisfaisante.

- Bien que d'autres facteurs soient identifiés comme des causes de difficultés en lecture, les déficiences au niveau du traitement phonologique semblent constituer le principal obstacle à l'apprentissage de la lecture. Ces déficiences se caractérisent par des difficultés à segmenter les syllabes et les mots en unités sonores, les phonèmes; en bref, il s'agit d'une difficulté à former des sons au moyen de l'épellation.
- Les lacunes relatives au traitement phonologique peuvent être détectées en fin de maternelle et en première année, et l'existence de ces déficiences indique que l'enfant éprouvera probablement des difficultés à apprendre à lire.
- Les lacunes relatives au traitement phonologique sont héréditaires, comme le montrent les études génétiques moléculaires et relatives au comportement. De même, les difficultés en lecture d'origine linguistique sont étroitement liées à des différences notables dans le traitement neuronal.
- Bien que nous soyons désormais capables de détecter les enfants à risque en lecture et que nous comprenions certaines des conditions pédagogiques à incorporer aux méthodes d'enseignement, la plupart des enfants qui ont des troubles d'apprentissage en lecture ne sont pas détectés avant la classe de troisième. C'est à l'évidence trop tard, car 75 % des enfants détectés lorsqu'ils ont plus de neuf ans continuent d'éprouver des difficultés en lecture pendant toute leur scolarité.
- Contrairement à l'opinion répandue selon laquelle les garçons sont plus touchés que les filles par les difficultés en lecture, les recherches démontrent que ces difficultés sont également courantes chez les deux

sexes. Les enseignants détectent davantage les déficiences chez les garçons en raison de la tendance de ces derniers à être plus actifs et plus chahuteurs que les filles.

- Les interventions les plus efficaces observées à ce jour en réponse aux difficultés en lecture allient l'enseignement explicite de la conscience phonémique et des associations sons-symboles (phonétique) ainsi que l'enseignement direct et intégré à la lecture et à la compréhension de texte. Cette démarche équilibrée semble être nécessaire pour les adultes et les enfants éprouvant des difficultés en lecture.
- Malheureusement, les enseignants demeurent très mal formés pour en arriver à bien à tenir compte des différences individuelles au niveau des nombreuses variations d'aptitudes aux études, en particulier en lecture. On ne peut toutefois pas toujours attendre des éducateurs qu'ils sachent ce qui ne leur a pas été communiqué et enseigné. Plus précisément, les programmes universitaires actuels d'enseignement de la pédagogie sont considérés insuffisants pour outiller les enseignants à répondre aux difficultés en lecture et aux autres sortes de TA. [22]

Qui devrait déterminer si un élève est dyslexique?

Il existe des opinions très divergentes à ce sujet. Au Canada, de nombreuses institutions utilisent uniquement le diagnostic général de « trouble d'apprentissage. » Cette expression est souvent réservée aux psychologues cliniciens. Malheureusement, certains psychologues ne sont pas formés aux difficultés de lecture et écriture des personnes dyslexiques.

[22] http://www.ldonline.org/ld_indepth/reading/nih_report.html

Réponse de spécialistes à des questions courantes

Aux États-Unis, l'évaluation des difficultés en lecture et en apprentissage relève de l'enseignant titulaire de la classe. [23]

Dans de nombreux États américains, les deux termes sont utilisés. « Dyslexie » est utilisée pour les personnes ayant la **dyslexie ou un trouble connexe**. L'expression « trouble d'apprentissage » sert à désigner les élèves nécessitant des **services d'éducation spécialisée.** Il n'existe pas de « loi sur la dyslexie » au Canada; en revanche, là où une telle loi existe aux États-Unis, la recommandation suivante est faite :

> « Le diagnostic doit être réalisé par une personne informée sur la dyslexie et les troubles connexes, ainsi que sur l'enseignement correctif convenant aux élèves dyslexiques. Un test d'intelligence ne peut en soi détecter la présence de la dyslexie. Dans le meilleur des cas, il révèlera si le sujet a un profil psychologique semblable à celui souvent constaté chez les personnes présentant les caractéristiques de la dyslexie. »

Le passage suivant est extrait d'une décision juridique concernant l'intervention d'un psychologue qui n'avait pas diagnostiqué la dyslexie chez un élève.

> « Le requérant avait défini précisément les qualités requises du ou des évaluateurs : formation dans les domaines de la dyslexie, de la dysgraphie et des troubles d'apprentissage liées au langage, et expérience dans l'évaluation de ces troubles… Malgré les difficultés d'apprentissage de nature linguistique qu'éprouvait l'élève depuis longtemps et les troubles d'apprentissage constatés chez lui en lecture et à l'écrit, le District n'a jamais fait passer à l'ÉLÈVE de test

[23] *"Reading disability" or "learning disability": The debate, models of dyslexia, and a review of research-validated reading programs*, http://www.ldonline.org/ld_indepth/reading/reading_approaches.html, affiché le 18 mars 2003.

> de la dyslexie ni aucun autre test à l'exception des trois mêmes tests, le W.I.S.C., les tests de compétences WJ-R et le BGT. Le requérant soutenait qu'une évaluation plus complète des aptitudes langagières de l'élève était nécessaire. »
> N° de dossier 620, année 2000, décision, San Jose Unified School District

En Louisiane, le dépistage, l'évaluation et le diagnostic de la dyslexie sont réalisés par les spécialistes suivants :

Dépistage et évaluation : *Élèves ayant des caractéristiques de la dyslexie*

- enseignants brevetés dans le domaine de la lecture, des langues, de l'éducation spéciale ou de l'enseignement primaire;
- conseillers d'orientation;
- spécialistes des programmes de langues;
- orthophonistes;
- diagnosticiens scolaires;
- psychologues scolaires;
- spécialistes du dépistage;
- ergothérapeutes.

Diagnostic (IEP) : *Élèves identifiés comme ayant un trouble d'apprentissage, la dyslexie*

- examinateurs qualifiés

http://www.doe.state.la.us/doe/asps/home.asp?I=DYS

Le guide publié par l'État du Texas et intitulé *Dyslexia Handbook* est une très bonne source de référence sur la dyslexie.
http://www.tea.state.tx.us/special.ed/reading/pdf/dyslexxiahdbk.pdf

Réponse de spécialistes à des questions courantes

L'enseignant dit que mon fils est trop jeune et que nous devrions attendre, car il surmontera probablement ses difficultés en lecture avec le temps. Que devrais-je faire ?

« Nous avons observé que pour 85 à 90 % des élèves ayant des difficultés en lecture, l'exécution par des enseignants bien formés de programmes de prévention et d'intervention précoce combinant l'enseignement de la conscience phonémique, de la phonétique, de l'épellation et de la capacité de la lecture et la mise en œuvre de stratégies de compréhension écrite peuvent renforcer les aptitudes à la lecture jusqu'à un niveau moyen. Toutefois, nous avons aussi constaté que, dans les cas où l'intervention ne se fait pas avant l'âge de neuf ans (âge auquel la plupart des enfants ayant des difficultés en lecture commencent à recevoir des services), environ 75 % de ces enfants continueront d'éprouver des difficultés en lecture pendant toute leur scolarité et à l'âge adulte. Soyons clairs : même s'il est toujours possible d'enseigner la lecture aux enfants plus âgés et aux adultes, le temps et le budget nécessaires à cette tâche sont énormes en comparaison avec ce qu'il suffit de faire lorsque les enfants ont cinq ou six ans. »

« Nous avons appris que l'évaluation de chaque enfant au moyen de mesures prédictives en maternelle ou en première année, coûte en moyenne de 10 à 15 $. Cette estimation englobe les coûts de la trousse d'évaluation. »

http://www.ldonline.org/ld_indepth/reading/nih_report.html

La dyslexie et le trouble déficitaire de l'attention (TDA) sont-ils une seule et même chose ?

Non. La dyslexie et le TDA sont différents, même s'ils peuvent coexister. Le TDA est la difficulté d'un élève à se concentrer dans toutes les situations, pas uniquement au cours des tâches de lecture, d'épellation ou d'écriture.

Réponse de spécialistes à des questions courantes

Quel programme d'orthopédagogie est recommandé pour la dyslexie?

Selon le National Institute of Mental Health et le ministère du Revenu national du Canada, la méthode fondée sur le modèle Orton-Gillingham est la seule intervention reconnue pour la dyslexie.

« La méthode Orton-Gillingham est une démarche structurée, très organisée, qui repose sur un modèle d'enseignement multisensoriel. D'un point de vue médical, cette méthode est essentielle pour traiter ce trouble. » 91 DTC 816 Cour canadienne de l'impôt, N° du dossier de la Cour 90-1931.

Où puis-je me procurer un tel programme?

Il existe aux Etats-Unis de nombreux programmes multisensoriels fondés sur le modèle Orton-Gillingham. À titre d'exemple, le *Texas Scottish Rite Program* et le *Alphabetic Program. Au Canada, le Centre canadien de la dyslexie a mis au point une méthode d'Enseignement multisensoriel simultané (EMS).*

La méthode EMS repose sur le modèle Orton-Gillingham. Il s'agit d'une méthode rééducation du langage, élaborée pour répondre aux besoins d'élèves de tous âges. Le Centre canadien de la dyslexie offre de la formation destinée aux enseignants ainsi qu'aux parents. Vous trouverez des renseignements à ce sujet sur le site Web du Centre canadien de la dyslexie (www.dyslexiacentre.ca).

En bonne compagnie

Personnalités qui ont ou avaient la dyslexie. *Cette liste partielle a été dressée à partir de sources variées (livres, articles, journaux et sites Internet).*

Auteurs, écrivains, journalistes	
Georges Bernard Shaw	Jeanne Betancourt
Victor Villasenor	Agatha Christie
Jules Verne	Patricia Polacco
Zelda West-Meads	Dr Edward Hallowell
Edgar Allan Poe	Lynda La Plante
Alexander Pope	F. Scott Fitzgerald
Rudyard Kipling	Tomina Edmark
Hans Christian Andersen	Sophie Fisher
Mark Twain	Stephen J. Cannell
Milton	Dale S. Brown
Esther Freud	Alex Cohen
Jonathan Dalby	Robert Scheer
Gustave Faubert	Nola D. Chee
Sophy Fisher	Eileen Simpson
Dorothy Einon	Ernest Hemingway
A.A. Gill	Debbie Macomber
Matthew Sturgis	Girard Sagmiller
Lord Willis	Prophète Joseph Smith
William Butler Yeats	Elizabeth Daniels Squire
Murray Lachlan Young	
Gary Chapman	
Artistes	
Pablo Ruiz Picasso	Léonard De Vinci
Vincent Van Gogh	David Bailey
Chuck Close	Robert Rauschenberg
John Irving	Mozart
Auguste Rodin	Beethoven
François Schuiten	Anthony Gormley
Politiciens / militaires / aviateurs	
Général George S. Patton	Dwight D. Eisenhower
Winston Churchill	Benjamin Franklin
George Washington	Carolyn McCarthy
William Childs Westmoreland	George Bush
Woodrow Wilson	Frank Dunkle
Nelson Rockefeller	Charles Lindbergh
Thomas H. Kean	Anna Eleanor Roosevelt
John F. Kennedy	Lyndon Johnson
Robert Kennedy	Nicholas Brady
Lorna Fitzsimmons	Andrew Jackson

En bonne compagnie

Scientifiques / inventeurs / chercheurs / médecins / enseignants / avocats	
Albert Einstein Sir Isaac Newton Eli Whitney John Von Neumann Thomas Edison Dr Matthew Lovelock John Robert Skoyles Jeffrey H. Gallet Erin Brockovich David Boies Dr Simon Clemmet Fred Epstein Nancy L. Sonnabend William Matthew Dre Helen Taussig Dr John W. House John Horner Charles Darwin	Ann Bancroft Alexander Graham Bell Harvey Cushing Michael Faraday William Lear Jon R. Horner Galilée Steven Hawkings Louis Pasteur Dr Larry Silver Paul Ehrlich Dr Donald Lyman Dre Elizabeth Wiig Abbott Lawrence Lowell Dre Ann McGee-Cooper Dr William Simmons Sylvia Law Werner Von Braun
Gens d'affaires	
Nicholas Negroponte Frères Wright Charles Schwab Alex Strauss Richard Branson Paul J. Orfalea Henry Ford Anita Roddick Fred Curry Drexel Burnham G. Chris Anderson Bill Gates Ronald Davis Neil Bush Malcome Goodridge William Doyle Famille Weyerhauser Wrigley	Terry Bowersock Stephen Bacque John Corcoran Fred Curry William Hewlett F.W. Woolworth Mark Torrance Russell Varian Craig McCaw Fred Friendly Mike Drury Hamish Grant David Fogel Lord Alex Rogers Mike Norris John Chambers Arthur Ochs Sulzberger
Personnages royaux	
Olaf – Roi de Norvège (et ses enfants) Roi Carl XVI de Suède	Prince Charles Prince William Duc de Westminster

En bonne compagnie

Sportifs	
Eric Wynalda Russell White Nolan Ryan Jackie Stewart Greg Louganis Dexter Manley Dan O'Brian Muhammad Ali Magic Johnson	Bruce Jenner Ellie Hawkins Sir Steven Redgrave Dennis Bergkamp Chris Boardman Peter Rose Carl Lewis Brooke Theiss Joe Montana
Acteurs / musiciens / chanteurs / télévision / cinéma	
Anthony Andrews Henry Winkler Marlon Brando Sarah Brightman Georges C. Scott Lindsay Wagner Tom Smothers Sylvester Stallone Michael Barrymore Steve McQueen Edward Matthew Olmos Danny Glover Tracey Gold Bob Jiminez David Jones Noel Gallagher Liam Gallagher Cher Whoopi Goldberg Brian Conley Tom Cruise Loretta Young	Fanny Flagg Walt Disney Harry Anderson Anthony Andrews Harry Belafonte George Burns Fred Astaire Enrico Caruso Jay Lenno Brad Little Robin Williams Harrison Ford Zsa Zsa Gabor Dustin Hoffman Jack Nicholson Guy Ritchie Anthea Turner Felicity Kendall Oliver Reed Susan Hampshire Margi Clarke Adie Allen

Glossaire

Acuité visuelle – Netteté de la vision.

Agnosie des doigts – Incapacité à reconnaître et à interpréter des impressions sensorielles avec les doigts (généralement le bout des doigts) en raison d'une déficience cérébrale.

Aire de Wernicke – Aire du lobe temporal gauche qui joue un rôle dans la compréhension du langage, de l'écriture et de la lecture.

Apprentissage métacognitif – Démarches pédagogiques axées sur la sensibilisation des élèves aux processus cognitifs qui facilitent leur propre apprentissage et l'usage des connaissances acquises dans les tâches scolaires et professionnelles. Les techniques métacognitives les plus courantes sont par exemple la répétition systématique d'étapes et le choix conscient d'une stratégie pour accomplir une tâche.

Apprentissage multisensoriel - Démarche pédagogique qui allie les éléments auditifs, visuels, kinesthésiques et tactiles dans une tâche d'apprentissage. Tracer des chiffres sur du papier sablé tout en lisant ces chiffres à haute voix est une activité d'apprentissage multisensorielle.

Association auditive-visuelle – Capacité à passer de l'ouïe à la vue dans le cadre de l'apprentissage. Comprend notamment l'aptitude à associer sons et symboles (p. ex., associer le son ou le nom de la lettre r à la lettre écrite et transférer cette association à d'autres situations, tel un mot sur une photocopie, au tableau ou dans un livre).

Association visuelle – Capacité à associer l'information présentée visuellement (mots, cartes, graphiques) de façon logique.

Association visuelle-auditive – Capacité à passer de la voie visuelle à la voie auditive au cours de l'apprentissage.

Auditif – Relatif à l'ouïe.

Autisme – Trouble du développement qui se constate dès la petite enfance et qui se caractérise par des déficiences marquées au niveau de l'adaptation sociale et des relations interpersonnelles, par une acquisition anormale du langage et de l'élocution et par des comportements répétitifs et stéréotypés.

Autonomie sociale – Développement des aptitudes et de la compréhension nécessaires pour que les enfants et les adultes puissent expliquer aux autres la nature de leurs troubles d'apprentissage et réagir de façon positive aux attitudes de leurs camarades, parents, enseignants et employeurs.

Glossaire

Cognition – Processus se rapportant à la connaissance, à la perception ou au raisonnement.

Coordination oculo-manuelle – Intégration des systèmes visuel et tactile qui permet à la main de servir d'outil des processus visuels.

Directionalité – Projection de la latéralité (qui se développe en nous-mêmes) vers l'extérieur.

Discrimination – Capacité à distinguer les différences et les similitudes entre des stimuli.

Discrimination auditive – Capacité à différencier (à faire la distinction) entre les sons qui sont perçus et d'autres qui leur ressemblent.

Discrimination auditive figure-fond – Capacité à se concentrer sur la tâche à accomplir malgré la présence d'autres sons (voix, bruits divers) dans le milieu ambiant.

Discrimination visuelle – Capacité à différencier des lettres, des tailles, des formes, des chiffres, des positions, des couleurs, une orientation (horizontale ou verticale), des degrés de luminosité, etc., qui se ressemblent. Capacité à reconnaître les similitudes et les différences.

Discrimination visuelle figure-fond – Capacité à se concentrer sur la tâche à accomplir malgré la présence d'autres stimuli visuels qui se produisent simultanément dans le même contexte.

Distractivité – Incapacité à « s'isoler » des stimuli externes, faible durée d'attention ou concentration intermittente.

Dyscalculie – Difficulté en mathématiques, en particulier pour comprendre les relations entre les symboles et les concepts mathématiques; difficulté en calcul et dans la manipulation des nombres.

Dyseidésie (visuelle) – Faible capacité à reconnaître des mots entiers à vue.

Dysgraphie – Difficulté en écriture. Elle peut être liée au processus physique (moteur) nécessaire à l'écriture, à la capacité à exprimer des idées par écrit ou aux symboles nécessaires pour écrire (symboles mathématiques et lettres).

Dyslexie – Difficulté marquée à comprendre ou à utiliser un ou plusieurs domaines du langage (écoute, expression orale, lecture, écriture, épellation).

Dysnemkinésie (motrice) – Difficulté marquée à se souvenir des mouvements associés à l'écriture.

Glossaire

Dysnomie - Difficulté marquée à se souvenir des noms ou des mots nécessaires à l'oral ou à l'écrit.

Dysphasie - Difficulté à comprendre les mots parlés (réceptive) et/ou à s'exprimer oralement (expressive).

Dysphonésie (auditive) – Déficience de la capacité à prononcer des mots que le sujet connaît mal, à en séparer les syllabes et à en différencier les sons.

Dyspraxie – Difficulté prononcée à réaliser ou à coordonner les mouvements nécessaires pour parler, dessiner, écrire et pour d'autres tâches de motricité fine.

Évaluation – Fournit des renseignements et des données qui répondent à une série précise de questions en vue d'activités futures de planification, de mise en œuvre et de diagnostic.

Évaluation officielle – Fournit des données au moyen de normes ou d'instruments critériels standardisés qui s'accompagnent d'instructions précises pour l'administration, la notation et l'interprétation.

Examen neuropsychologique – Série de tâches permettant d'observer la performance que l'on suppose liée à l'intégrité des fonctions cérébrales.

Fonctions exécutives – Fonctions neuropsychologiques comprenant, sans toutefois s'y limiter, la prise de décision, la planification, le sens de l'initiative, le choix de priorités, le classement, le contrôle moteur, la régulation émotive, l'inhibition, la résolution de problèmes, le contrôle des impulsions, l'établissement d'objectifs, la surveillance des résultats des interventions et l'autocorrection.

Hyperlexie - Syndrome qui a des effets néfastes sur l'expression orale, le langage et l'interaction sociale. Elle peut s'accompagner de comportements inhabituels ou « différents ». Les enfants qui sont fascinés au plus haut point par les lettres, les nombres, les régularités, les logos, etc., et qui font preuve d'une aptitude très précoce à lire, à épeler, à écrire et à compter, p. ex. dès les 18 mois ou avant d'avoir cinq ans.

Intégration sensorielle – La capacité du cerveau à enregistrer les expériences multi-modes perçues par les sens (vision, ouïe, odorat, goût, toucher, mouvement et température) et à en faire la synthèse.

Intégration visuelle-motrice – Coordination de l'information visuelle avec les processus moteurs.

Glossaire

Inversion – Inexactitude perceptive provoquée par une confusion gauche-droite des lettres et des mots.

Kinesthésique – Relatif aux muscles : gestes, expression orale (muscles de la parole) et écriture (muscles de la main et du bras) ainsi que les mouvements corporels généraux.

Latéralité – Conscience interne des deux côtés du corps.

Mémoire – Capacité à enregistrer et à récupérer sur demande de l'information obtenue antérieurement par les sensations et les perceptions vécues; souvenirs.

Mémoire à court terme – Enregistrement initial de souvenirs pendant une quinzaine de minutes. Les mémoires à court termes sont labiles et facilement perturbées.

Mémoire à long terme – Souvenirs qui durent longtemps, des semaines, des mois ou plus.

Mémoire auditive – Capacité à se souvenir de l'information perçue par voie auditive.

Mémoire auditive – Capacité à se souvenir de l'information perçue par voie auditive.

Mémoire opérationnelle –Mémorisation de courte durée en vue d'accomplir une tâche précise. Par exemple, se souvenir d'un numéro de téléphone jusqu'à ce qu'on l'ait composé.

Mémoire séquentielle – Capacité à se souvenir dans l'ordre de l'information perçue par une des voies sensorielles.

Mémoire visuelle - Capacité à se souvenir de l'information perçue par voie visuelle (les yeux). Comprend la mémoire du sens.

Mémoire visuelle-motrice - Capacité à reproduire, sous forme motrice, des expériences visuelles antérieures.

Mesures d'adaptation - Techniques et matériel permettant aux personnes ayant un TA d'accomplir leurs tâches scolaires ou professionnelles plus facilement et plus efficacement. Mentionnons par exemple les correcteurs orthographiques, les magnétophones et l'allongement du délai assigné pour effectuer le travail.

Mode – Mode sensoriel utilisé par une personne pour traiter l'information (auditif, visuel, tactile, kinesthésique).

Glossaire

Motrice – Relative à un mouvement (c.-à-d. nécessitant l'usage de muscles).

Motricité fine – Usage de groupes de petits muscles pour des tâches précises comme la calligraphie.

Motricité globale – Mouvements nécessitant l'usage de groupes de grands muscles et pour lesquels le rythme et l'équilibre sont d'une importance considérable.

Neurologie – Branche de la science médicale qui traite du système nerveux et de ses troubles.

Organisation perceptive – Processus mental par lequel une personne perçoit une forme incomplète comme si elle était complète.

Orientation spatiale – Désigne la conscience de soi dans l'espace (en particulier la direction, la position, la distance et le jugement de ces facteurs).

Orientation temporelle – Capacité à estimer le temps écoulé et à être conscient de la notion de temps.

Orthophonie – Traitement des troubles de la parole et du langage, qui ne se limite pas aux problèmes d'articulation, et qui englobe le langage pragmatique.

Perception – Interprétation de toute information reçue par les sens.

Perception de la forme – Saisir le sens à partir d'une « perspective générale », sans la décomposer; assembler les divers éléments pour obtenir un point de vue global.

Perception figure et fond – Capacité à sélectionner un objet ou une forme dans le champ complet des stimuli perçus; la figure est le centre d'attention; le fond est le reste des stimuli.

Perception visuelle – Interprétation personnelle des choses que l'on voit.

Persévération – Tendance à poursuivre une activité bien plus qu'il n'est logique de le faire ou la poursuite même de l'activité dans ces conditions.

Pragmatique – Relations entre les caractères ou les expressions linguistiques et leurs utilisateurs.

Problème de nature eidétique – Difficulté à intégrer les structures visuelles et auditives liées aux mots entiers.

Glossaire

Problèmes phonétiques - Difficulté dans l'association graphèmes-phonèmes et l'intégration des syllabes.

Processus antérieur à l'orientation – Procédure par laquelle les enseignants de la classe ordinaire et les éducateurs spécialisés mettent au point des stratégies d'essai pour aider un élève qui éprouve des troubles d'apprentissage à rester dans la classe ordinaire.

Programme-ressource – Modèle de programme dans lequel un élève ayant un TA est intégré à une classe ordinaire pendant une grande partie de la journée, tout en bénéficiant de services individualisés réguliers dans une classe-ressource spécialisée pour TA.

Prosodie - Intonation, accent, modulation et toutes les autres caractéristiques de la parole.

Recherche de sous-types – Méthode de recherche récente qui vise à détecter les caractéristiques de groupes particuliers au sein d'une population générale de personnes reconnues comme ayant des troubles d'apprentissage.

Sémantique – Étude de la signification du langage – des signes linguistiques.

Style d'apprentissage – Mode(s) par lequel ou lesquels l'apprentissage est le plus efficace – voie visuelle, auditive et tactile-kinesthésique (yeux, oreilles et gestes).

Syndrome d'Asperger (SA) – Un trouble du développement se caractérisant par une intelligence normale, une maladresse motrice, des intérêts excentriques et une capacité limitée à percevoir les nuances sociales.

Tactile – Relatif au toucher.

Tactile-kinesthésique – Relatif au toucher et à la sensation de mouvement; toucher et agir.

Traitement des informations auditives – Capacité à réagir à de l'information auditive afin de généraliser, de résumer, de classer, d'intégrer, etc.

Trouble d'apprentissage particulier – Trouble d'un ou de plusieurs processus psychologiques de base intervenant dans la compréhension ou l'usage du langage, parlé ou écrit, et qui peut se manifester par une capacité insuffisante à écouter, penser, parler, lire, écrire, épeler ou calculer.

Trouble déficitaire de l'attention (TDA) – Une difficulté marquée à se concentrer et à demeurer attentif, qui mène souvent à des problèmes d'apprentissage et de comportements à la maison, à l'école et au travail. Également appelée « hyperactivité avec déficit de l'attention » (HDA).

Glossaire

Trouble perceptif – Difficulté à traiter, à organiser et à différencier correctement de l'information visuelle, auditive et tactile. Une personne touchée par ce trouble pourrait dire que les mots « case » et « casse » se prononcent de la même façon ou que les lettres b et d semblent identiques. Toutefois, le besoin du port de lunettes ou d'un appareil auditif n'indique pas nécessairement l'existence d'un trouble perceptif.

Trouble perceptivo-moteur – Trouble faisant qu'un enfant atteint a du mal à utiliser un outil ou à copier des notes écrites au tableau. La calligraphie est négligée, les lettres ne sont pas bien formées et ne respectent pas les lignes où l'on peut constater une pression inégale sur le crayon.

Trouble perceptivo-social – L'enfant n'est pas habile du point de vue de l'utilisation d'indications non verbales dans un contexte social.

Trouble d'apprentissage (TA) – Tout trouble physique ou mental qui retarde le développement ou l'acquisition des connaissances

Trouble d'apprentissage non verbaux (TANV) – Nommé en raison de la déficience de la personne concernée en communication non verbale, le TANV est un trouble de nature neurologique que l'on estime lié à des dommages infligés aux fibres de la substance blanche (prédominantes dans l'hémisphère droit) et qui se traduit par un profil particulier de points forts et de faiblesses au niveau des aptitudes cognitives, affectives, sociales et motrices.

Visualisation – Capacité à se représenter mentalement des images, à les associer et à les manipuler.

Visuo-spatial – Relatif au domaine de la vision, en particulier pour ce qui a trait aux relations entre l'espace et la configuration de l'objet vu.

Vocalisation - Mouvement des lèvres, de la langue ou des cordes vocales pendant la lecture silencieuse.

La version anglaise de certaines des définitions ci-dessus a été obtenue auprès des sources suivantes -
Eric Clearinghouse on Handicapped and Gifted Children, Reston, VA ERIC Digest #E517
http - //www.gatfl.org/ldguide/terms.htm – consulté en février 2003
http - //www.behavenet.com/ - consulté en février 2003
http - //www.nldontheweb.org/dictionary.htm - consulté en février 2003

Bibliographie

Bergeron, Henri (1992).
La communication c'est tout!, Les éditions de l'Homme, Québec, Canada.

Brady, S. et Moats, L. (1997).
Informed Instruction for Reading Success: Foundations for Teacher Preparation, exposé de principe pour la Orton Dyslexia Society, 8600 LaSalle Road, Chester Bldg., Suite 382, Baltimore, MD (États-Unis), 21286-2044.

Brazeau-Ward, Louise,
La dyslexie et l'université, 2000, Centre canadien de la dyslexie (Ontario), Canada.

Brazeau-Ward, Louise,
La dyslexie et le milieu de travail, 2002, Centre canadien de la dyslexie (Ontario), Canada.

Chall, Jeanne (1967).
Learning to Read: The Great Debate, McGraw-Hill, New York.

Chaurand, Jacques (1969).
Que sais-je? – Histoire de la Langue Française, Presses universitaires de France.

Corcoran, John (1994)
The teacher who couldn't read, Focus on the Family Publishing, Colorado Springs.

Cox, Aylett R. (1992).
Foundations for Literacy, Educators Publishing Service Inc., Cambridge, Massachusetts.

Debray-Ritzen, Pierre (1986).
Diagnostic et histoire naturelle de la dyslexie chez l'enfant, Médecin de l'Hôpital des Enfants-Malades, Paris, France.

Demers, Jeanne M.A. (1962).
Phonétique théorique et pratique, troisième édition, Centre de psychologie et de pédagogie, Montréal, Canada.

Dennison, Paul E., Ph.D. et Dennison Gail E. (1989).
Brain Gym, Edu-Kinesthetics Inc., Post Office Box 3396, Ventura, CA (États-Unis), 93006-3396.

Dillon, Sandra (1989).
Sounds In Syllables, S.I.S. Publishing Co., 6344 Buenos Aires N.W., Albuquerque, New Mexico, 87120.

Ellis, W. (éditeurs) (1991).
All Language and Creation of Literacy, Orton Dyslexia Society, Baltimore, MD (États-Unis).

Bibliographie

Galaburda, Albert M. (1993).
Dyslexia and Development: Neurobiological Aspects of Extra-Ordinary Brains, Harvard University Press, Cambridge, Massachusetts.

Galichet, Georges (1961).
Physiologie de la langue française, Presses universitaires de France, 108, boulevard Saint-Germain, Paris.

Greene, Jane Fell (1997).
Scientific Research Yields Fresh Insights on Dyslexia, The International Dyslexia Association (anciennement appelée Orton Dyslexia Society).

Griffin, J.R. et Walton, Howard N.
Dyslexia Determination Test (DDT), I-MED Instructional Materials & Equipment Distributors, Los Angeles, Californie (États-Unis), 9002.

Griffin, J.R. et Walton, Howard N.
Optometric Management of Reading Disability, I-MED Instructional Materials & Equipment Distributors, Los Angeles, Californie (États-Unis), 9002.

Internet - About Dyslexia,
Information adaptée de « Clinical Studies of Multisensory Structured Language Education for Students with Dyslexia and Related Disorders », International Multisensory Structured Language Education Council (IMSLFVC).

Irlen, Helen (1991)
Reading by the Colors, Avery Publishing Group Inc. Garden City Park, New York.

Johansen, Kjeld (1997).
Baltic Dyslexia Research Lab, April Reports, http://www2.dk-online.dk/users/Dyslexia_Research.

Jordan, Dale (1989)
Jordan Dyslexia Assessment/Reading Program, deuxième édition, Pro-ed International Publishers, Austin, Texas.

Keagy J. et Sanders A.,
Literacy Program, Educators Publishing Service Inc., Cambridge, Massachusetts.

Lyon, G. Reid, PH.D. Chief,
Child Development and Behavior Branch, National Institute of Child Health and Human Development, Executive Bldg. Room 4B05, 6100 Executive Blvd. MSC 7510, Bethesda, Maryland 20892. Telephone : (301) 496-9849; Télécopieur : (301) 480-7773 http://www.readbygrade3.com/lyon.htm.

Bibliographie

Ministère de l'Éducation du Québec (1995).
La calligraphie au primaire (Québec) Canada.

Moats, L. (1998) « Teaching decoding ». *American Educator*, 22 (1 et 2), 42-49, 95.

Moats, L. (2000). *Language essentials for teachers*. Baltimore, MD: Brookes.

Mousty, Philippe,
La lecture de l'écriture Braille, Université Libre de Bruxelles, Belgique.

Richards, T., Dager, S., Corina, D., Serafini, S., Heide, A., Steury, K., Strauss, W., Hayes, C., Abbott, R., Craft, S., Shaw, D., Posse, S., et Berninger, V. (1999). « Dyslexic Children Have Abnormal Brain Lactate Response to Reading-Related Language Tasks ». *American Journal of Neuroradiology*, 20, (1393-1398).

Rourke, Byron P. (1989)
Nonverbal Learning Disabilities, The Syndrome and the Model, The Guilford Press, New York

Rourke, Byron P., Fisk, John L. et Strantg, John D. (1986)
Neuropsychological Assessment of Children, A Treatment-Oriented Approach, The Guilford Press, New York..

Rourke, Byron P. et Fuerst, Darren R. (1991)
Learning Disabilities and Psychosocial Functioning, a Neuropsychological Perspective, The Guilford Press, New York.

Shaywitz, Sally E. (1996). « Dyslexia », *Scientific American*, novembre 1996.

Ward, Louise (1994). *La dyslexie, ça nous concerne!*, Association canadienne de la dyslexie (Ontario), Canada.

Shaywitz, Sally E. (1998). « Dyslexia ». *New England Journal of Medicine*, 338, 307-311.

Strydom, Jan, Susan du Plessis (2000)
The Right to Read, Remedium CC, Pretoria (Afrique du Sud).

Texas Scottish Rite Hospital,
Dyslexia Training Program, Child Development Division, Dallas, Texas (États-Unis).

Texas Scottish Rite Hospital,
Literacy Program, Child Development Division, Dallas, Texas (États-Unis).

Van Grunderbeeck, Nicole (1994)
Les difficultés en lecture, Gaëtan Morin Éditeur ltée. Boucherville (Québec).

Bibliographie

Wadsworth, Barry J. (1989).
Piaget*'s Theory of Cognitive and Affective Development*, 4e édition, Longman, New York.

West, Thomas. (1991).
In the Mind's Eye: Visual Thinkers, Gifted People with Learning Difficulties, Computer Image, and the Ironies of Creativity, Prometheus Books, Buffalo, New York.

Zaner-Blozer Company, *The Writing Frame*, 612 N. Park Street, Columbus, Ohio (États-Unis), 43215.

Demande de mesures d'adaptation

Nom de l'élève : ---

Niveau scolaire : ---

Enseignant(e) : ---

J'ai des difficultés en :

- ❍ lecture ❍ rédaction ❍ épellation
- ❍ expression orale ❍ calligraphie ❍ sensibilité à la lumière

J'ai les caractéristiques de la dyslexie :

❍ Oui ❍ Dysnemkinésie (motrice) ❍ Dyseidésie (visuelle)
❍ Dysphonésie (auditive)

❍ Non

Commentaires : ---

Les mesures d'adaptation suivantes m'aident à apprendre :

- ❍ appareil de lecture
- ❍ preneur de notes
- ❍ enregistrement des cours sur cassette
- ❍ ordinateur
- ❍ professeur-conseiller
- ❍ accès aux notes dactylographiées de l'enseignant

Gros caractères

❍ 12 points ❍ 13 points ❍ 14 points

Photocopies faites sur papier de couleur

❍ chamois ❍ bleu ❍ autres

Présentation des tests et des examens :

- ❍ questions à choix multiples
- ❍ exercices d'appariement
- ❍ exposé oral
- ❍ dissertation à la maison

La présente devrait être jointe à tous les travaux de

l'élève n° ……………………………………

Cet(te) élève est dyslexique. Ses problèmes s'accentuent avec les contraintes de temps. Les indicateurs les plus communs, outre le manque d'organisation générale des dissertations, sont la faible qualité de la syntaxe et de la structure des phrases ainsi que le mauvais usage des temps, du singulier et du pluriel, de la ponctuation et des majuscules. L'élève pourrait utiliser des termes inadéquats, voire ignorer complètement les mots qui ne sont pas en évidence, comme les prépositions et les conjonctions. Tous ces facteurs et les fautes d'orthographe peuvent s'aggraver à mesure que l'étudiant écrit et qu'il se fatigue. Le travail pourrait ainsi paraître incohérent, infantile ou négligé.

L'élève dyslexique n'est pas conscient de ces erreurs.

N° de code de formulaire ______________________________

____

Kolibri 360 GmbH
Ferdinand-Jühlke-Straße 7
99095 Erfurt, Deutschland
produktsicherheit@kolibri360.de

Druck:
CPI Druckdienstleistungen GmbH
im Auftrag der
Kolibri 360 GmbH
Ferdinand-Jühlke-Str. 7
99095 Erfurt